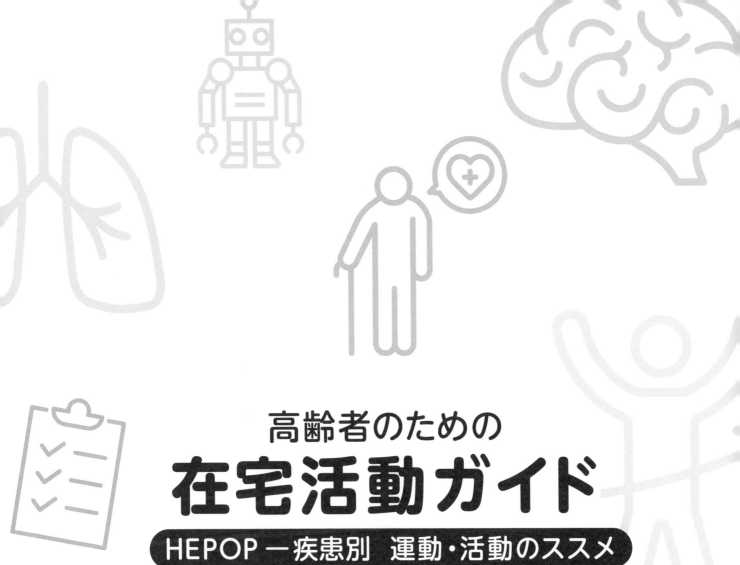

# 高齢者のための
# 在宅活動ガイド

## HEPOP－疾患別　運動・活動のススメ

### 楽しく続ける運動メニュー72選

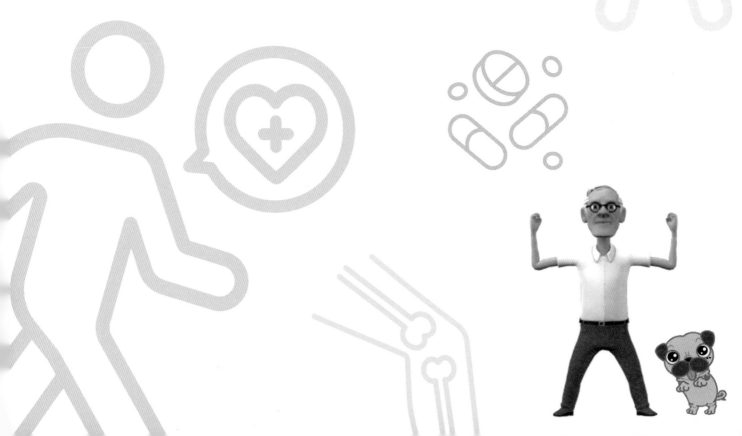

# 序文

　新型コロナウイルス感染症（COVID-19）は世界中で猛威を振るい，多くの人々の生命と健康を脅かしています。感染を避けるための自粛生活は長期に及んでいますが，すべての人が自由に生き生きと活動できる日が一日でも早く訪れるよう国民が一致団結して取り組む必要があります。

　もとより高齢者は些細なことで閉じこもりになりがちで，活動量が減り社会的交流の機会が失われると容易に身体機能や認知機能の低下を招きます。このような高齢者の心身機能の悪化を危惧し，われわれ国立長寿医療研究センターは，2020年5月，金城大学と協働して『在宅活動ガイド（HEPOP ヒーポップ）2020：一般高齢者向け基本運動・活動編』を発行しました。自宅で安全に活動を維持するための，この在宅活動ガイドは大変大きな反響があり，国立長寿医療研究センターのホームページ（https://www.ncgg.go.jp/hospital/guide/index.html）から誰でも無料でダウンロードできることから，『短縮版：いつでも HEPOP』や『動画版：いつでも HEPOP』，リモートワークを行う社会人向けの『テレワーク体操：どこでも HEPOP』などの HEPOP シリーズとともに，多くの自治体やサロン，施設などで使用されています。

　一方で，高齢になるとさまざまな疾患を合併していることも多く，体を動かしたくても健康な高齢者向けの運動や活動は実施が難しい場合があります。また無理な運動や活動を行うことで，かえって心身の状況を悪化させてしまうこともあります。このように，何らかの病気があるけれど，頑張って運動したい，活動を維持したいという方に向けて，自宅で安全に行える運動や活動を紹介したのが，本書『高齢者のための在宅活動ガイド HEPOP －疾患別　運動・活動のススメ　楽しく続ける運動メニュー72選』です。本書では，加齢によって罹患しやすい一般的な病気や症状などについて，専門家がわかりやすく解説し，それぞれの病気の進行予防や，機能の維持・回復を目指すための運動を具体的に紹介しています。病気のある方を対象として，安全に継続して行える運動や活動を専門的に紹介した書籍はこれまでになく，自宅だけでなく，病院や施設でもご利用いただけるものと考えております。また運動だけでなく，生活における工夫や介護の方法などについても解説していますので，多くの方にご活用いただければ幸いです。

　どのような状況にあってもなるべく健康で自立した生活を送りたい，そんな願いを叶えるための手引書として，本書が少しでも皆様のお役に立てば幸甚に存じます。

2021年10月

国立長寿医療研究センター　荒井　秀典

# 執筆者一覧

監修 ─────────────────────────────────────────────

荒井 秀典　国立長寿医療研究センター　理事長
（あらい　ひでのり）

編集 ─────────────────────────────────────────────

大沢 愛子　国立長寿医療研究センター　リハビリテーション科医長
（おおさわ　あいこ）　　　　　　　　　健康長寿支援ロボットセンター認知症支援・ロボット研究室長

前島 伸一郎　金城大学　学長
（まえしま　しんいちろう）

執筆者 ───────────────────────────────────────────

浅井 恵里奈　国立長寿医療研究センター　リハビリテーション科部　言語聴覚士
（あさい　えりな）

荒井 秀典　国立長寿医療研究センター　理事長
（あらい　ひでのり）

磯貝 善蔵　国立長寿医療研究センター　副院長/皮膚科部長
（いそがい　ぜんぞう）

伊藤 直樹　国立長寿医療研究センター　リハビリテーション科部　理学療法士　統括管理士長
（いとう　なおき）

稲冨 勉　国立長寿医療研究センター　感覚器センター長/眼科部長
（いなとみ　つとむ）

岩瀬 拓　国立長寿医療研究センター　リハビリテーション科部　理学療法士
（いわせ　たく）

植田 郁恵　国立長寿医療研究センター　リハビリテーション科部　作業療法士　作業療法主任
（うえだ　いくえ）

上野 貴之　国立長寿医療研究センター　リハビリテーション科部　理学療法士
（うえの　たかゆき）

大沢 愛子　国立長寿医療研究センター　リハビリテーション科医長
（おおさわ　あいこ）　　　　　　　　　健康長寿支援ロボットセンター認知症支援・ロボット研究室長

太田 隆二　国立長寿医療研究センター　リハビリテーション科部　理学療法士　理学療法主任
（おおた　りゅうじ）

大藪 実和　国立長寿医療研究センター　泌尿器外科部　研究補助者
（おおやぶ　みわ）

尾﨑 健一　国立長寿医療研究センター　健康長寿支援ロボットセンター介護ロボット応用研究室長
（おざき　けんいち）　　　　　　　　　リハビリテーション科

加藤 健治　国立長寿医療研究センター　健康長寿支援ロボットセンターロボット臨床評価研究室長
（かとう　けんじ）

神谷 武　国立長寿医療研究センター　リハビリテーション科部　理学療法士
（かみや　たけし）

神谷 正樹　国立長寿医療研究センター　リハビリテーション科部　作業療法士　作業療法主任
（かみや　まさき）

川嶋 修司　国立長寿医療研究センター　長寿検診部検診室長
（かわしま　しゅうじ）

川村 皓生　国立長寿医療研究センター　リハビリテーション科部　理学療法士　理学療法主任
（かわむら　こうき）

楠瀬 公章　国立長寿医療研究センター　呼吸器内科特任医長
（くすのせ　まさあき）

小島 由紀子　国立長寿医療研究センター　リハビリテーション科部　言語聴覚士　言語聴覚主任
（こじま　ゆきこ）

近藤 和泉　国立長寿医療研究センター　副院長/リハビリテーション科部長
（こんどう　いずみ）　　　　　　　　　健康長寿支援ロボットセンター長

佐治 直樹　国立長寿医療研究センター　もの忘れセンター副センター長
（さじ　なおき）

佐藤 健二　国立長寿医療研究センター　リハビリテーション科部　理学療法士　理学療法主任
（さとう　けんじ）

| | | |
|---|---|---|
| 島田 裕之 しまだ ひろゆき | 国立長寿医療研究センター | 老年学・社会科学研究センター長 |
| 清水 敦哉 しみず あつや | 国立長寿医療研究センター | 循環器内科部長 |
| 白本 健太 しらもと けんた | 国立長寿医療研究センター | リハビリテーション科部　作業療法士 |
| 鈴村 彰太 すずむら しょうた | 藤田医科大学保健衛生学部 | リハビリテーション学科　助教 |
| 谷本 正智 たにもと まさのり | 国立長寿医療研究センター | リハビリテーション科部　理学療法士　理学療法士長 |
| 塚本 桃菜 つかもと ももな | 国立長寿医療研究センター | リハビリテーション科部　作業療法士 |
| 都築 栄晴 つづき しげはる | 国立長寿医療研究センター | リハビリテーション科部　理学療法士 |
| 徳田 治彦 とくだ はるひこ | 国立長寿医療研究センター | 臨床検査部長／代謝内科部長／長寿検診部長／ジェロサイエンス研究センター 代謝・内分泌研究部長／メディカルゲノムセンター バイオリソース管理部長 |
| 中尾 優人 なかお ゆうと | 国立長寿医療研究センター | リハビリテーション科部　理学療法士 |
| 西原 恵司 にしはら けいじ | 国立長寿医療研究センター | 老年内科 |
| 橋爪 美春 はしづめ みはる | 国立長寿医療研究センター | リハビリテーション科部　作業療法士　作業療法主任 |
| 橋本 駿 はしもと かける | 国立長寿医療研究センター | リハビリテーション科部　理学療法士 |
| 平敷 安希博 ひらしき あきひろ | 国立長寿医療研究センター | 循環器内科医長 |
| 文堂 昌彦 ぶんどう まさひこ | 国立長寿医療研究センター | 脳機能外科部長・もの忘れセンター脳機能解析室長 |
| 前島 伸一郎 まえしま しんいちろう | 金城大学　学長 | |
| 前田 圭介 まえだ けいすけ | 国立長寿医療研究センター | 老年内科医長 |
| 牧 賢一郎 まき けんいちろう | 国立長寿医療研究センター | リハビリテーション科部　作業療法士　作業療法主任 |
| 松井 康素 まつい やすもと | 国立長寿医療研究センター | ロコモフレイルセンター長／ロコモフレイル診療部長 |
| 松村 純 まつむら じゅん | 国立長寿医療研究センター | リハビリテーション科部　理学療法士　理学療法主任 |
| 溝神 文博 みぞかみ ふみひろ | 国立長寿医療研究センター | 薬剤部 |
| 宮原 周三 みやはら しゅうぞう | 国立長寿医療研究センター | 老年内科 |
| 村田 璃聖 むらた りせ | 国立長寿医療研究センター | リハビリテーション科部　作業療法士 |
| 柳澤 英輝 やなぎさわ ひでき | 国立長寿医療研究センター | リハビリテーション科部　理学療法士 |
| 山中 勇二 やまなか ゆうじ | 国立長寿医療研究センター | リハビリテーション科部　理学療法士 |
| 鷲見 幸彦 わしみ ゆきひこ | 国立長寿医療研究センター | 病院長 |
| 渡邉 剛 わたなべ つよし | 国立長寿医療研究センター | 関節科医長／骨粗鬆科医長／ロコモフレイル診療科医長 |
| 和田 真弓 わだ まゆみ | 国立長寿医療研究センター | リハビリテーション科部　研究補助員 |

国立長寿医療研究センター・在宅活動ガイド（NCGG-HEPOP）作成委員会

協力者（イラスト・キャラクター作成）————————————————————

| | | |
|---|---|---|
| 宇佐見 和也 うさみ かずや | 国立長寿医療研究センター | リハビリテーション科部　理学療法士　理学療法主任 |
| 里 直行 さと なおゆき | 国立長寿医療研究センター | 分子基盤研究部長 |
| 田代 善崇 たしろ よしたか | 国立長寿医療研究センター | 分子基盤研究部流動研究員 |

（五十音順, 所属は2021年8月現在）

# 目 次

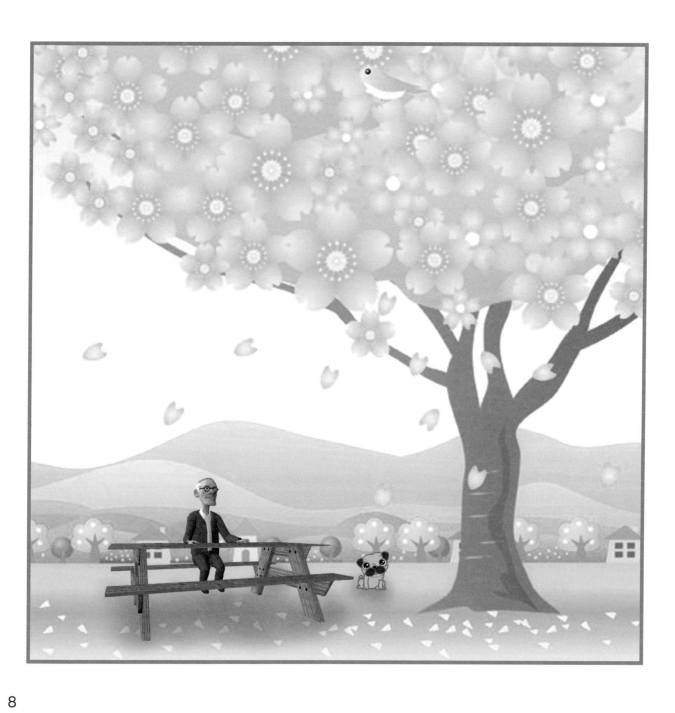

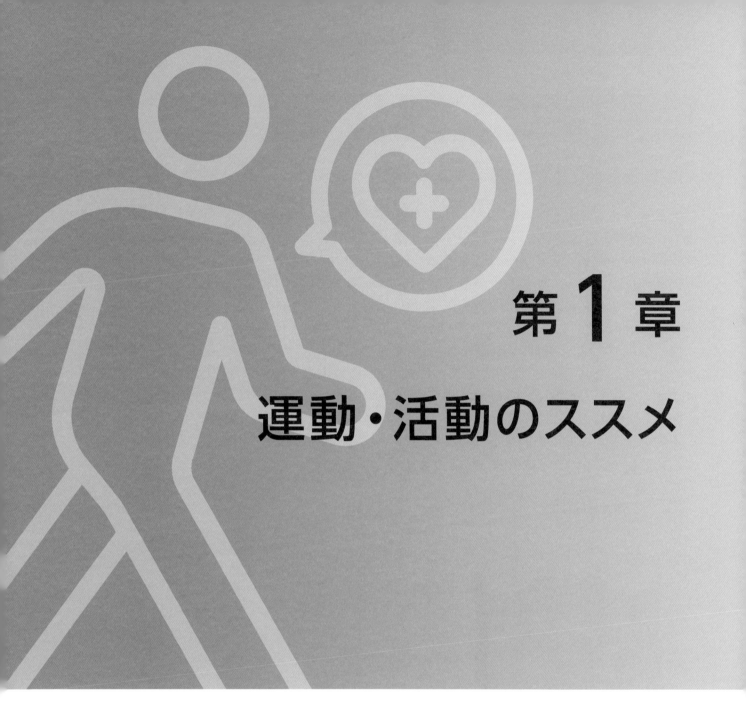

# 第1章
# 運動・活動のススメ

　「第1章」では，病気やけがをしたことがある人，慢性的な病気で通院や薬を服用している人に，運動や活動がなぜ必要で大切なのかについて説明し，運動時の注意点や運動の強さの目安について解説します。

# 1-1　運動・活動の必要性

## 1-1-1. 過度な安静や低活動がもたらす心身への影響

　過去にさまざまな病気やけがをしたことのある人が，それらの治療を行うことはとても重要です。治療過程で，ある程度活動を抑える必要が生じることもありますが，必要以上の過度な安静や低活動により引き起こされる二次的な心身機能の低下には注意が必要です。そもそも病気やけがによって体が動きづらくなるため，そのまま放置すると，病気の再発や新しい病気の発症のリスクが高まるだけでなく，廃用症候群をきたします。

・廃用症候群とは

　廃用症候群とは，「長期臥床（寝たきり）や安静により，心身の活動性が低下してきたことにより引き起こされる病的状態」と定義されます。必要以上の安静が主な原因であり，関節や筋肉が固くなり筋力が低下するだけでなく，正常であった内臓機能が低下したり，床ずれ（褥瘡）を起こしたりします。高齢者の場合，ベッド上安静で1日寝ていると，加齢により1年間で減少する筋肉量と同程度の筋肉量が失われるという研究報告[1]もあります。また，脳の機能低下により認知症や抑うつをきたしやすくなります（図1-1）。

**図1-1　廃用症候群**

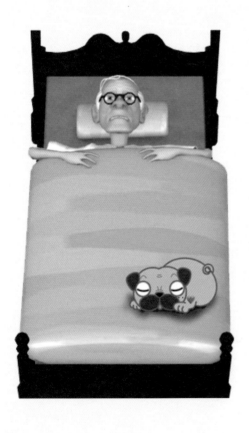

**筋骨格系**
・筋力低下，筋萎縮
・関節拘縮　など

**精神系**
・認知機能低下
・抑うつ状態　など

**循環器系**
・心機能，全身持久力の低下
・起立性低血圧
・深部静脈血栓　など

**呼吸器系**
・呼吸回数増加
・肺炎　など

**皮膚系**
・床ずれ（褥瘡）　など

**泌尿器系**
・尿路感染症
・尿路結石　など

**消化器系**
・食欲低下
・便秘　など

## 1-1-2. 低活動による悪循環を断ち切る

　廃用症候群になると筋力低下やバランス障害を起こし，転倒のリスクも高まります。一度転倒すると，転倒に対する恐怖心から，活動量がさらに低下するという悪循環に陥ります（図1-2）。
　このような悪循環を断ち切るためにも，なるべく早い段階から廃用を予防することが重要です。廃用や低活動を防ぐために，本書で紹介している運動・活動のメニューや生活上の工夫を実践して，少しでも心身の機能を維持・向上できるよう，新しい生活への転換を図ってください。病気やけがをして動きづらくなったからといって諦めず，生活のなかで少しずつ体を動かす機会を作っていきましょう。

### 図1-2　活動性低下による悪循環

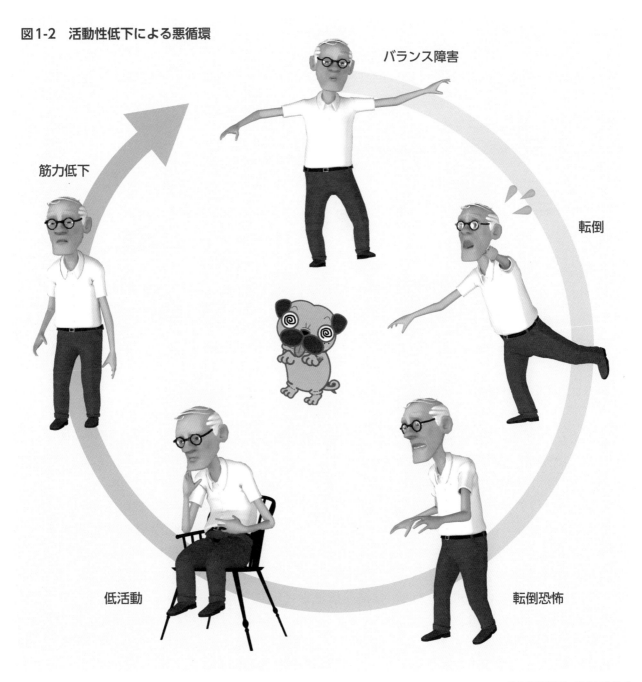

筋力低下

バランス障害

転倒

転倒恐怖

低活動

【大沢愛子・川村皓生】

# 1-2　フレイルとは

## 1-2-1. フレイルと要介護状態の違い

　フレイルとは，加齢に伴い骨格筋の機能や免疫機能など全身の機能が低下することによって，感染症などの急性のストレスに対処する能力が低下している状態，すわなち虚弱になっている状態を意味します。したがって，感染症からの回復は遅く不十分なため，回復過程で転倒/骨折やせん妄など二次的な問題が発生する頻度が高くなり，要介護状態となるリスクも高くなります。しかし，フレイルは要介護状態とは区別され，自立性は保たれている時期です。一般的には，図1-3に示すように，年齢とともに健常な状態からフレイルの前の段階であるプレフレイル，フレイルとなり，要介護状態に進んでいきます。プレフレイル，フレイルとなってもほとんど自覚症状がなく，病気ではないため放置されていることが多いのが問題です。

**図1-3　健常な状態からフレイルを経て要介護状態に至るプロセス**

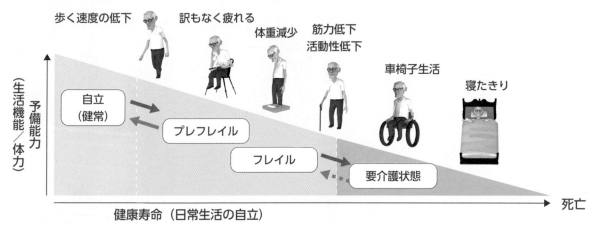

## 1-2-2. 評価と対策

　身体的なフレイルは，体重減少，疲れやすさ，筋力低下，身体機能低下，身体活動性低下といった5項目で診断され，高齢者では定期的にフレイルのスクリーニングを行うことが必要です。その場合，握力や歩行速度を測定して診断します。

　また，25項目の質問票からなる基本チェックリストを用いることでもフレイルの評価は可能です。基本チェックリストでは，8項目以上が該当した場合に，運動指導や栄養指導を含む包括的な介入を行うことが推奨されます。精神機能を含む全身の機能低下によってもフレイルになりやすくなりますが，社会参加が少なくなっているなど社会的な要因もフレイルのなりやすさに関連しています。しかし，骨格筋機能など回復可能な機能もあります。

　適切な生活習慣の改善や社会参加によって，一部の臓器機能が回復することにより，フレイル状態を脱却することができます。したがって，虚弱を年齢による変化として諦めずに，高齢になってもフレイルへの対策を継続することが健康寿命の延伸につながります。

【荒井秀典】

## 1-3 感染症対策

感染症予防のために以下の基本的な対策をしっかり行うようにしましょう。

- 3密(密閉,密集,密接)を避ける
- 人混みやマスクをしていない人の集まる場所は極力避ける
- 手指衛生を徹底する
- 窓や扉を開けて,定期的に換気を行う
- 飲水や食事などでマスクを外したときには会話は控える

マスクに関する注意点は以下のとおりです。

- マスク着用時も熱中症や脱水予防のために,時々水分補給を行いましょう
- マスクをしていない他者とは,できるかぎり2m以上の距離を保ちましょう
- 誰とも会わない場合はマスクを着用しなくてもよいですが,さまざまな環境に備えてマスクは携帯しましょう
- マスクの付け方や高齢者のためのコロナウイルス対応の注意点は,以下のサイト (https://www.youtube.com/watch?v=F19n4qnEpNI) でも紹介しています

　上記の注意点をふまえて,感染症対策をしっかりと行ったうえで,なるべく外に出て,頭と体をリフレッシュさせましょう。
　適切な感染症対策の方法は状況によって変更されることがあります。最新の情報については,厚生労働省のサイト(https://www.mhlw.go.jp/stf/seisakunitsuite/bunya/0000164708_00001.html)を確認してください。

高齢者のためのコロナウイルス
対応の注意点(youtube)

厚生労働省のサイト

【大沢愛子】

## 1-4 運動・活動に関する注意

運動するときのポイント

1)提示した運動がすべての疾患の人に効果的であるとは限りません。病気やけがの状態によっては運動が勧められない場合もありますので，事前にかかりつけ医と相談してから実施してください。

2)似た運動メニューであっても，病気やけがによって注意する点が異なります。詳しくは各章の「運動・活動に関する注意」を確認してください。

3)運動前後には血圧，脈拍を測定し，体調がいつもと変わりないかを確認してください。また，適宜水分摂取を心がけましょう。

4)運動は痛みがなく，無理のない範囲で行ってください。運動中に痛みが強くなる，違和感があるなどの場合には運動を中止してください(痛みのセルフチェック方法，**表1-2**，p.16を参照)。

5)運動を始める前から痛みが強いときや関節に腫れがあるときは，無理に運動を行わないようにしましょう。はじめは少しずつ，休みながら行ってください。運動の量は翌日に痛みや疲れを残さない程度に行いましょう。少しずつでも継続することが重要です。

6)運動時は呼吸を止めずに自然な呼吸を心がけてください。

7)体調の悪いときは決して無理をせず，休んでください。体調不良が続くときは，かかりつけ医に相談してください。

8)安全に配慮して継続して行える範囲で運動をしましょう。椅子や机を支えとして使用するときは，安定したものを用い，パイプ椅子やキャスター付き椅子のような軽いもの，動きやすいものは使用しないでください。

## 1. 運動時の脈拍数

図1-4を参考に，目標となる運動時の脈拍数を設定してください。

### 図1-4　脈拍数の簡易測定法と運動時の目標

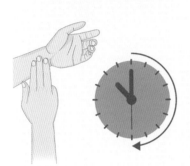

30秒間の脈拍数を測定して
2倍した数が心拍数

| 運動強度 60% | | 年齢（歳） | | | | | |
|---|---|---|---|---|---|---|---|
| | | 65 | 70 | 75 | 80 | 85 | 90 |
| 安静時<br>脈拍数<br>（拍/分） | 60 | 121 | 119 | 117 | 115 | 113 | 110 |
| | 70 | 125 | 123 | 121 | 119 | 117 | 114 |
| | 80 | 129 | 127 | 125 | 123 | 121 | 118 |

例　75歳で，安静時が70拍/分の場合は，運動時には121拍/分の脈拍数
を目安にするとちょうどよい運動量になります。

## 2. 運動の強さと体の状態

運動の強さの目安は，一般的には「ややきつい」が最適とされています（図1-5）。

### 図1-5　運動強度の目安と呼吸の状態

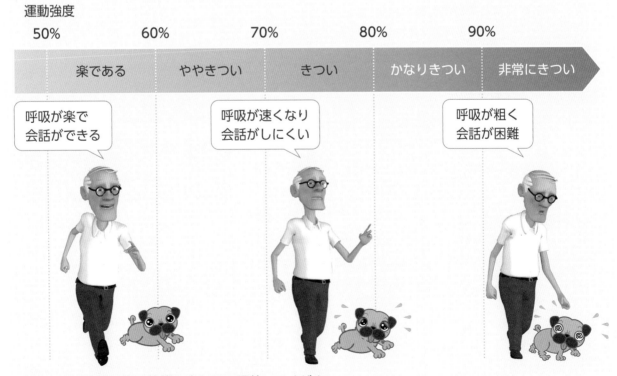

運動強度

| 50% | 60% | 70% | 80% | 90% |
|---|---|---|---|---|
| 楽である | ややきつい | きつい | かなりきつい | 非常にきつい |

呼吸が楽で
会話ができる

呼吸が速くなり
会話がしにくい

呼吸が粗く
会話が困難

運動の強さや量は体の状態に合わせて調整してください。

## 3. 運動の強さの評価

　運動の強さは，主観的な疲れの程度で表すこともできます。Borgスケールは，主観的な疲れの程度を数値で表す尺度で，数値×10がおおよその脈拍数になるとされています（**表1-1**）。

　体の痛みが出現したり翌日まで疲れが残る場合は，運動の時間や回数を減らしましょう。

　いつもと同じ運動でも継続することで疲労感が軽減していきます。その場合は，運動の時間を延ばしたり，回数を増やすなどして，「ややきつい」と感じる程度まで運動を頑張ってみましょう。より運動の効果が高まります。

**表1-1　疲れの程度（Borgスケール）**

| | | | |
|---|---|---|---|
| 6 | | 14 | |
| 7 | 非常に楽である | 15 | きつい |
| 8 | | 16 | |
| 9 | かなり楽である | 17 | かなりきつい |
| 10 | | 18 | |
| 11 | 楽である | 19 | 非常にきつい |
| 12 | | 20 | |
| 13 | ややきつい | | |

「楽である」から「ややきつい」程度（11〜13）の疲労を感じる運動が推奨されています。

## 4. 痛みのセルフチェック方法

　「全く痛みがない」を0，「これ以上の強い痛みは考えられない，または最悪の痛み」を10とし，痛みの程度を示してみましょう（**表1-2**）。毎日チェックし，痛みの変化を観察しましょう。運動の前後で比較し，**表1-2**の運動の目安を参考に，適度な運動ができているかどうかの目安にしましょう。

**表1-2　痛みの程度と運動の目安**

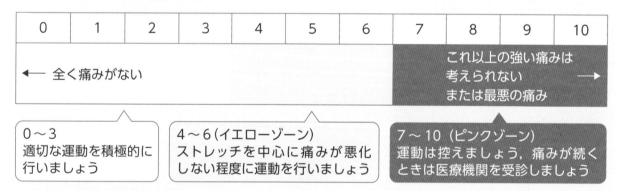

・運動後の痛みも確認しましょう
　変わりなし：同様の運動の強さ（負荷量）で引き続き行いましょう
　痛みが増悪：回数を減らす，またはいったんその運動は中止しましょう
・しびれのある人は痛みをしびれに置き換えてセルフチェックし，数値を目安に運動を考えましょう

【伊藤直樹・大沢愛子・川村皓生】

# 第2章
# 基本運動

　「第2章」では，さまざまな疾患があっても共通して実施できる運動メニュー(ストレッチ，臥位・座位・立位で行う運動など)を紹介します。これら基本的な運動に加えて，疾患に応じたメニューを実施することで，より効果的な運動を行うことができます。

　病気やけがの程度によっては体への負担が強い場合があります。体の状態に合わせて中止したり，回数や時間を減らしても問題ありません。

　無理をすることなく，楽しみながら運動を継続しましょう。

# 2-1 基本運動メニューの利用方法

本書で紹介する運動メニューは,「第2章」の運動を基本としています。第3章〜第6章の疾患別でも,本章の基本運動メニューからお勧めの運動を紹介していますので,運動の詳細は本章を参照してください。

運動の組み合わせは,基本運動メニューに疾患特有のメニューを加えて実施します。

運動するときのポイントを確認したうえで,1日に3回程度,休みをいれながら全体で20〜60分程度を目安に運動を行ってください。

運動は,負荷の強さや難易度別に分けて,目安となる時間や回数を設定しています。体調や痛み・疲労などに応じて,運動量や強さを変更してください。運動するときに秒数が確認できない場合は,数を数えることが目安となります(例:3秒程度曲げる→3つ数えるくらいの時間曲げる)。

運動を継続するためには,家族と一緒に運動したり,好きな音楽やラジオを聞きながら運動するのもお勧めです。

## 運動の組み合わせ

運動の種類と組み合わせは,その日の体調に応じて調整します。体調のよいときは積極的な運動を,悪いときは無理をせず体を整える程度の運動を行いましょう。

図2-1に運動の組み合わせと使用例を示します。「疾患に応じた運動」に加えて,基本メニューのうち運動の種類や強さ,回数によって「ストレッチ」と,「松(きつめの運動)」,「竹(中くらいの運動)」,「梅(軽い運動)」の3タイプに分けています。なお,「松」,「竹」,「梅」の運動の強さや回数については,次項「2-2 基本運動メニュー」で運動の手順を示したカードに記載しています。

### 図2-1 運動の組み合わせと使用例

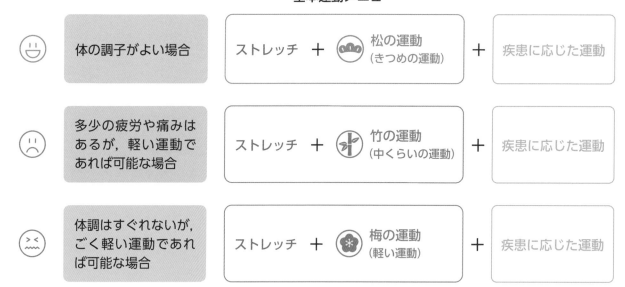

## 運動に使用する道具

　運動メニューによっては道具を使用する場合もあります。同じ道具を用意できなくても，身の回りにある物で代用することができます(**表2-1**)。

**表2-1　運動に使用する道具と代替品**

| 道具 | 代替品 |
| --- | --- |
| おもり | 水の入ったペットボトル（500 mLの水＝約500 gと同じ重さ） |
| ゴムバンド | タオル，紐，古くなったストッキングなど |
| クッション | 枕，丸めたバスタオル，折り曲げた座布団，バレーボールくらいの大きさの柔らかいボールなど |
| 棒 | 食品用ラップフィルムの芯，丸めた新聞紙など |

## 運動メニューの見方

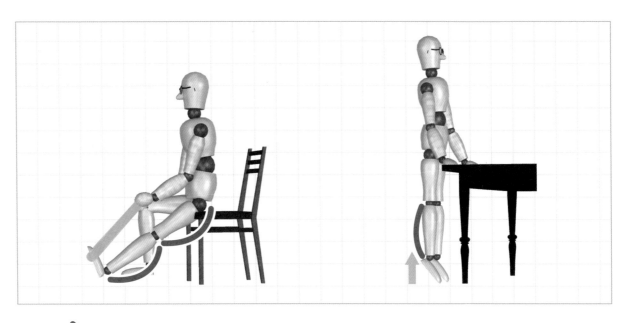

❯　意識する体の部位を示す　　　⬆　動かす方向を示す

【伊藤直樹・大沢愛子・川村皓生】

## 2-2　基本運動メニュー

表2-2に基本運動メニュー一覧を示します。

**表2-2　基本運動メニュー一覧**

> 運動は●梅→●竹→●松の順に強くなります。
> 体の状態に合わせて●ストレッチと組み合わせてください。

| 番号 | 運動の内容 | ストレッチ | バランス | 筋トレ | 全身運動 | 寝て | 座って | 立って |
|---|---|---|---|---|---|---|---|---|
| 1 | 深呼吸 | ● | | | | | ● | |
| 2 | 太もも裏を伸ばす | ● | | | | | ● | |
| 3 | ふくらはぎを伸ばす | ● | | | | | ● | ● |
| 4 | 膝を立てて伸ばす | | | ●● | | ● | | |
| 5 | 膝周りに力を入れる | | | ●●● | | ● | | |
| 6 | つま先・かかとを上げる | | | ●● | | | ● | |
| 7 | 膝を伸ばす | | | ●● | | | ● | |
| 8 | 太ももを上げる | | | ●● | | | ● | |
| 9 | お腹に力を入れる | | | ●●● | | | ● | |
| 10 | 背中を押しつける | | | ●●● | | | ● | |
| 11 | 棒体操 | ● | | ●●● | | | ● | |
| 12 | つま先立ち | | ●● | ●● | | | | ● |
| 13 | スクワット | | | ●●● | ●●● | | | ● |
| 14 | 椅子から立ち座り | | ●●● | ●●● | ●●● | | ● | ● |
| 15 | 足踏み | | ●●● | ●●● | ●●● | | | ● |
| 16 | 横歩き | | ●●● | ●●● | ●●● | | | ● |

寝て：寝て行う運動　座って：座って行う運動　立って：立って行う運動

## 1 深呼吸をしましょう
### 運動前の準備運動

回数
**3**回

ストレッチ

座って

【1】鼻から息を吸う

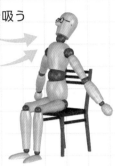

【2】口から息を吐く

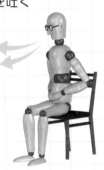

### 手順

- 椅子に座って，楽な姿勢をとる。
- 【1】左右の両腕を外側に開き胸を広げながら，ゆっくり3秒程度で鼻から息を吸う。
- 大きく息を吸ったら，呼吸を2秒止める。
- 【2】ゆっくりと5～10秒程度で口から息を吐く。
- 秒数は目安であり，無理のない範囲で行う。
- 【1】，【2】を3回繰り返す。

### 注意点

- 息を吸うときに肩をすくめないようにしましょう。

---

## 2 太もも裏を伸ばしましょう
### 太ももの裏側の筋肉を伸ばします

回数
**3**回

ストレッチ

座って

【1】椅子に座って

【2】ベッドや床の上で

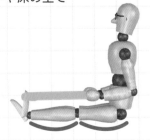

### 手順

- 片足の膝を伸ばした状態でつま先にタオルをかけ，タオルを手でゆっくりとひっぱる。
- 太ももの裏やふくらはぎに少しつっぱりを感じる程度で筋肉を20秒程度伸ばす。
- 20秒程度伸ばしたら，タオルを緩めて20秒ほど休憩してからタオルを再度ひっぱる。これを3回繰り返す。
- その日の状態に合わせ，【1】椅子に座って，か，【2】ベッドや床の上で，かを選択して運動を行う。
- 痛みが強くならない程度で行う。

### 注意点

- 椅子から転落しないように注意しましょう。
- 反動はつけないようにしましょう。
- 呼吸は止めないようにしましょう。

## 3 ふくらはぎを伸ばしましょう
ふくらはぎの筋肉を伸ばします

回数
3回

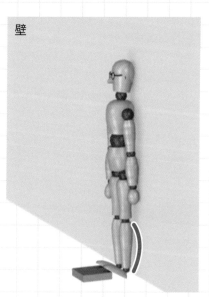

壁

5cm 程度の台

手順

- 5cm程度の台（雑誌や新聞などを束ねた物）の下に滑り止めを敷く。
- 台につま先が少し上がるように乗せて，かかとを床につける。つま先を台に乗せるときに転倒しないよう，安定した椅子や机に軽く触れ，壁に背中を付けてまっすぐに立つ。
- ふくらはぎに少しつっぱりを感じる程度で筋肉を伸ばす。呼吸を止めることなく深呼吸しながら行う。
- 20秒程度伸ばしたら一度台から足を降ろして，20秒ほど休憩した後につま先を台に乗せストレッチを再開する。これを3回繰り返す。

### 注意点
- 痛みが強い場合は台を低く，つっぱりを感じない場合は台を高くしましょう。

## 4 交互に膝を立てて伸ばしましょう
股関節周りの筋肉を鍛えます

回数
30回

運動の強さを調整できます　　無理のない速さで行う　　少しだけ速く行う

手順

- 仰向けの状態で，膝を立てて伸ばす運動を左右交互に行う。
- 左右の足の付け根の筋肉が交互に動くことを意識する。

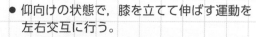
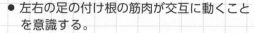
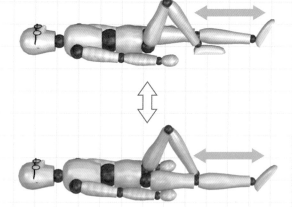

### 注意点
- 左右の切り替えを速くすることで負荷が強くなります。無理のない範囲で行いましょう。

## 5 　膝に力を入れましょう
膝周りの筋肉を鍛えます

運動の強さを調整できます　 3秒間押し付ける　 5秒間押し付ける　 7秒間押し付ける

【1】

【2】

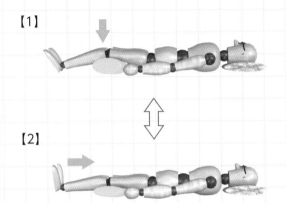

### 手順

- 仰向けになり，膝の裏にクッションなど柔らかいものを入れる。
- 膝の裏でクッションを押しつぶすようにして，太ももの前側に力を入れる。
- 膝のお皿を太腿側に引き上げるイメージで力を入れる。
- 膝の周囲を触って力が入っていることを確認しながら行う。
- つま先を持ち上げ，かかとが少し持ち上がるように力を入れると効果が増す。

### 注意点

- お尻を浮かさないようにしましょう。　● 呼吸を止めないようにしましょう。
- 血圧の高い方は短い時間（3秒）で行いましょう。

## 6 　つま先・かかとを上げましょう
足首周りの筋肉を鍛えます

運動の強さを調整できます　 3秒で上げて，3秒で下ろす　 5秒で上げて，5秒で下ろす

【1】　　　　　　　　　【2】

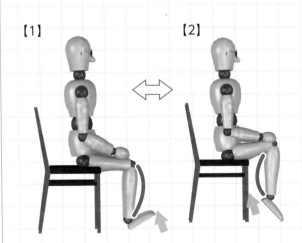

### 手順

- 背中や腰を伸ばして，足の裏が床に着くように椅子に座る。
- 【1】で矢印の方向に「つま先」をゆっくり上げて，ゆっくり下ろす。
- 【2】で矢印の方向に「かかと」をゆっくり上げて，ゆっくり下ろす。
- つま先を上げるときはすねを，かかとを上げるときはふくらはぎを意識する。

### 注意点

- 椅子から転落しないように注意しましょう。

筋トレ
座って

## 7　膝を伸ばしましょう
太ももの前側の筋肉を鍛えます

回数
30回

運動の強さを
調整できます　 3秒で上げて，3秒で下ろす　 5秒で上げて，5秒で下ろす

【1】　　　　【2】

⟷

手順

● 背中や腰を伸ばして，足の裏が床に着く
　ように椅子に座る。
● 矢印の方向に痛みのない範囲で膝をゆっく
　り伸ばす。
● 膝を伸ばしたところで，3秒止める。つま先
　も持ち上げると効果が増す。
● 太ももの前側（赤線の部分）を意識して
　運動する。
● 【2】から【1】に戻るときもゆっくり行う。

### 注意点

● 椅子から転落しないように注意しましょう。

---

筋トレ
座って

## 8　交互に太ももを上げましょう
足の付け根の筋肉を鍛えます

回数
30回

運動の強さを
調整できます　 3秒で上げて，3秒で下ろす　 5秒で上げて，5秒で下ろす

【1】　　　　【2】

⟷

手順

● 背中や腰を伸ばして，足の裏が床に着く
　ように椅子に座る。
● 【1】で矢印の方向に足をゆっくり上げて，
　ゆっくり下ろす。
● 【2】で反対の足も同様にゆっくり上げて，
　ゆっくり下ろす。
● 足の付け根を意識する。

### 注意点

● 椅子から転落しないように注意しましょう。

## 9　お腹に力を入れましょう
### 腹筋を鍛えます

回数
**10**回

運動の強さを調整できます
 3秒で起き上がり，3秒で戻る　　 5秒で起き上がり，5秒で戻る　　 7秒で起き上がり，7秒で戻る

【1】　　　　　　【2】

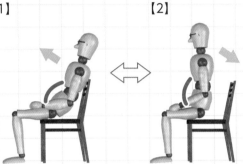

手順

- 背もたれ付きの椅子に浅めに座り，背もたれにもたれる。
- もたれた姿勢から体をゆっくりと前に起こす（【1】から【2】の姿勢）。
- まっすぐか，やや前かがみの姿勢まで起き上がったら，ゆっくりともとの姿勢まで戻る（【2】から【1】の姿勢）。
- 【2】から【1】の姿勢に戻るときもゆっくりと行う。

### 注意点

- 椅子から転落しないように注意しましょう。　● 腰や背中に痛みがでないように行いましょう。
- 背もたれに勢いよくもたれないようにしましょう。　● 呼吸を止めないようにしましょう。
- 血圧の高い方は短い時間(3秒)で行いましょう。

（筋トレ／座って）

---

## 10　背中に力を入れましょう
### 背筋を鍛えます

回数
**20**回

運動の強さを調整できます
 3秒間押し付ける　　 5秒間押し付ける　　 7秒間押し付ける

手順

【1】　　　　　　【2】

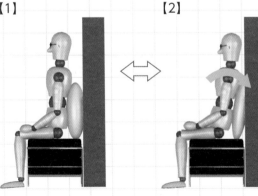

- 壁もしくは背もたれを押しつけても動かない椅子を使用する。
- 壁の前の椅子に座り，背中と壁の間にクッションを入れる。
- 背中でクッションを押しつぶすように背筋に力を入れる。

### 注意点

- 腰や背中に痛みがでないように行いましょう。
- 首を後ろに反らしすぎないようにしましょう。
- 呼吸を止めないようにしましょう。
- 血圧の高い方は短い時間(3秒)で行いましょう。

## 11 棒体操しましょう
肩や腕の筋肉を伸ばしつつ，力をつけます

回数
各**10**回

運動の強さを調整できます　【1】と【2】を行う　【1】から【3】まで行う　【1】から【4】まで行う

【1】肘を曲げ伸ばし

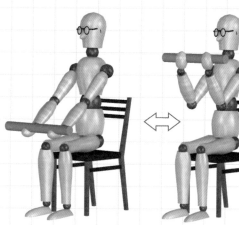

【2】ばんざい

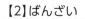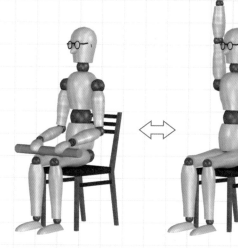

【3】体ひねり

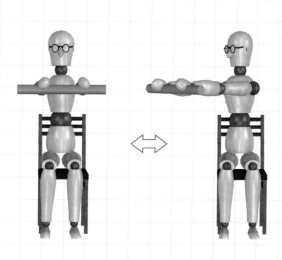

【4】体側伸ばし

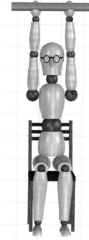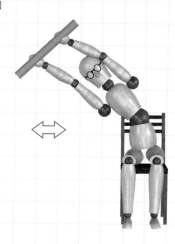

### 手順

- 両手で棒を持つ。
- 【1】肘の曲げ伸ばしを行う。
- 【2】ばんざいをする。
- 【3】90度まで上げて体を左右にひねる。
- 【4】ばんざいした状態から体を左右へ倒し，体側を伸ばす。
- すべての運動で，痛みのない範囲でじっくり伸ばす。

### 注意点

- 無理のない範囲で行いましょう。
- 【3】，【4】を行う場合は，腰の痛みに注意しましょう。
- 呼吸を止めないようにしましょう。

## 12 つま先立ち，かかとを上げましょう
### ふくらはぎの筋肉を鍛えます

回数
**30**回

運動の強さを調整できます

 3秒で上げて，3秒で下ろす　　 5秒で上げて，5秒で下ろす

【1】　　　　【2】

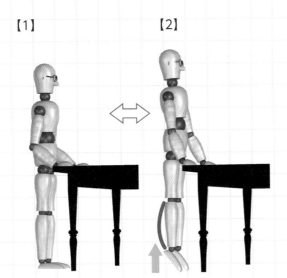

### 手順

- 【1】で足を肩幅に開き，机や椅子，手すりに軽く触れ，安定した姿勢をとる。
- 背中や腰はなるべく伸ばす。
- 【2】で矢印の方向にかかとをゆっくり上げて，ゆっくり下ろす。
- ふくらはぎを意識して運動する。

### 注意点

- 手で体を押し上げないようにしましょう。
- **関節リウマチの診断を受けている人は実施しないでください。**

---

## 13 スクワットしましょう
### 足全体（特に太ももとお尻）の筋肉を鍛えます

回数
**20**回

運動の強さを調整できます

 3秒でお尻を下ろし，3秒で上げる　　 5秒でお尻を下ろし，5秒で上げる　　 7秒でお尻を下ろし，7秒で上げる

横から見たところ　　　　後ろから見たところ

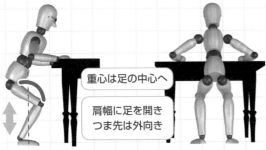

重心は足の中心へ

肩幅に足を開き
つま先は外向き

### 手順

- 足を肩幅に開き，机や椅子，手すりに軽く触れ，安定した姿勢をとる。つま先を少し外向き（30度程度）にする。
- つま先と膝が同じ方向を向くように，矢印の方向に太ももに意識をしながら，お尻をゆっくり下ろす。そのときに膝が内側に入らないように注意する。
- つま先とかかとに均等に体重がかかった状態で真下に体重を落とすようにする。前のめり，後ろのめりにならないように，重心をまっすぐ下に落とすイメージで行う。
- お尻を下ろしたところで3秒静止してから，ゆっくりお尻を持ち上げる。

### 注意点

- 膝を曲げすぎないようにしましょう。
- つま先よりも膝を極端に突き出さないようにしましょう。
- お尻を後ろに突き出さないようにしましょう。

## 14　椅子から立ち座りをしましょう

足全体（特に太ももとお尻）の筋肉を鍛えます

回数
**20**回

運動の強さを調整できます

 3秒で立ち上がり，3秒で座る

 5秒で立ち上がり，5秒で座る

 7秒で立ち上がり，7秒で座る

【1】　　【2】　　【3】

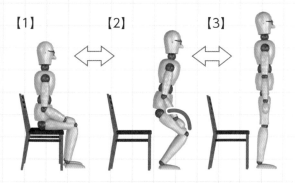

### 注意点

- 深くお辞儀をすると重心の移動が大きくなり転倒しやすくなるので気を付けましょう。
- 座るときにドスンと尻餅をつかないように気を付けましょう。

手順

- 足を肩幅に開き，椅子に浅く腰掛ける。足を椅子側に少し引く。
- 背中と腰をできるだけ伸ばす。
- 背筋を伸ばしたまま，軽くお辞儀をするように立ち上がる。
- 両足に均等に体重をかけ，【2】で後ろに倒れないように膝でしっかりと体重を支える。
- 太ももの前側を意識してゆっくりと立ち上がり，ゆっくりと座る。
- 安定した台や膝に手をつくと楽に立ち上がれる。

## 15　足踏みしましょう

足と腰全体（特に足の付け根）の筋肉を鍛えます

回数
**1**分 × **3**回

運動の強さを調整できます

 無理のない速さのリズムで行う

 少しだけ速いリズムで行う

 少しだけ速く→ゆっくりを30秒ごとに繰り返す

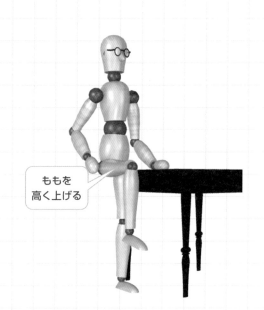

ももを高く上げる

手順

- 足を少し開き，机や椅子，手すりに軽く触れ，安定した姿勢をとる。
- 背筋を伸ばして，腕をしっかり振りながらその場で足踏みをする。
- 太ももを床と平行になる高さまで持ち上げる。
- 音楽を聞きながら，歌いながら，もしくは，「イチ・ニ，イチ・ニ」と声に出してリズムよく行う。

### 注意点

- 転倒に気を付けましょう。
- 机などと反対側に体が傾くとバランスを崩して危険なので注意しましょう。
- 体が左右にぶれないようにしましょう。

## 16 横歩きしましょう

お尻の横側の筋肉を鍛えます

回数
**5歩**

運動の強さを
調整できます

 5歩を3往復　 5歩を5往復　 5歩を7往復

後ろから見たところ

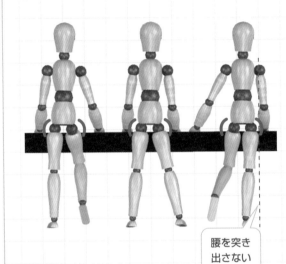

腰を突き
出さない

手順

- 足を少し開き，机や椅子，手すりに軽く触れ，安定した姿勢をとる。
- 足を無理のない程度に横に出し，横歩き（カニ歩き）をする。
- 膝とつま先は正面を向け，体が**まっすぐに**なるようにする。
- 広げる側の足，踏ん張る側の足のどちらもお尻の横側の筋肉を意識する。

### 注意点

- 体が前屈みにならないようにしましょう。
- 踏ん張っている側の腰を突き出さないようにしましょう。

バランス　筋トレ　全身運動　立って

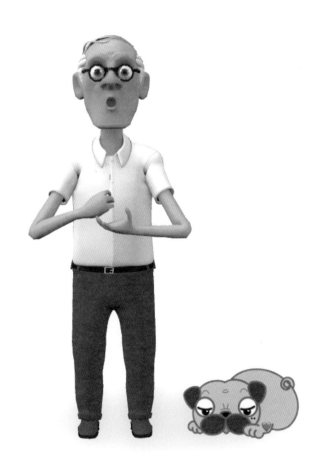

　図2-2に疾患別運動・活動の選び方を紹介します。疾患の特徴や症状，体の状態に適した運動・活動を選択してください。

### 図2-2　疾患別運動・活動の選び方

各種疾患に対する運動や活動のメニューをご紹介します。
以下のような症状がある方，病気の状態に応じて運動・活動を選択してください。

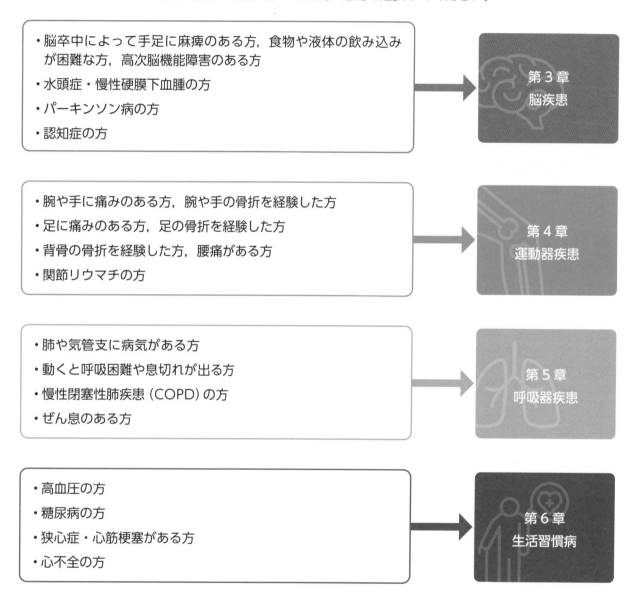

- 脳卒中によって手足に麻痺のある方，食物や液体の飲み込みが困難な方，高次脳機能障害のある方
- 水頭症・慢性硬膜下血腫の方
- パーキンソン病の方
- 認知症の方

→ 第3章　脳疾患

- 腕や手に痛みのある方，腕や手の骨折を経験した方
- 足に痛みのある方，足の骨折を経験した方
- 背骨の骨折を経験した方，腰痛がある方
- 関節リウマチの方

→ 第4章　運動器疾患

- 肺や気管支に病気がある方
- 動くと呼吸困難や息切れが出る方
- 慢性閉塞性肺疾患（COPD）の方
- ぜん息のある方

→ 第5章　呼吸器疾患

- 高血圧の方
- 糖尿病の方
- 狭心症・心筋梗塞がある方
- 心不全の方

→ 第6章　生活習慣病

該当する疾患別の運動・活動は一つとは限りません。体の症状に合わせて選択してください。
選択が難しい場合はかかりつけ医に相談してください。

【伊藤直樹・大沢愛子・川村皓生】

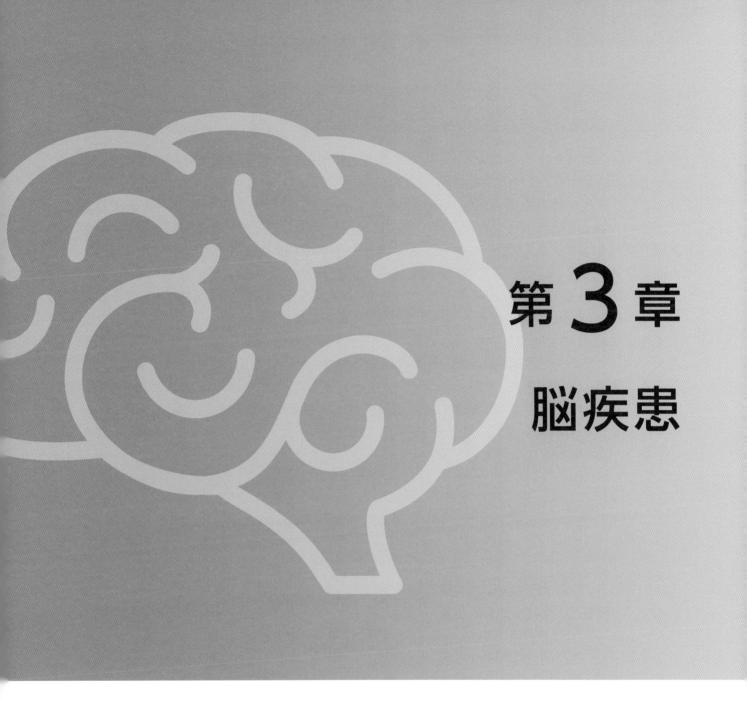

# 第3章

# 脳疾患

　「第3章」では，脳の病気やけがをしたことがある方，あるいは現在も何らかの脳疾患を有する方が，運動機能や認知機能の改善，体力の向上を目的に，自宅にいる間も身体機能を維持するための基礎的な運動や注意点を紹介します。いろいろな運動を組み合わせて，1日に3回程度，全体で20〜60分程度を目安に運動を行ってください。

　脳疾患を有する場合，転倒や骨折のリスクが高まります。安全に配慮し，無理のない範囲で運動を継続してください。各運動には目安となる時間や回数を設定していますが，体調に応じて変更しても問題ありません。運動を継続するためには，好きな音楽を聞いたりラジオを聞きながら運動するのもお勧めです。

# 3-1　脳とは・脳の役割

　脳は，手足の動きをコントロールし，視覚や聴覚，触覚などの感覚情報を処理するなど，私たちが生きて活動するうえで大きな役割を担っています。さらに，いろいろなものに注意を向け，記憶し，その内容を言葉を用いて他人に伝えるのも脳です。脳は外界から得たさまざまな情報を自分の知識と照合します。この過程で自由に情報を操作し，さまざまな判断を行い，物事を計画し実行します。こうした一連の流れは，自分のなかだけにとどまらず，他人との関係で社会性を生み出します。このように，情報を自在に操り社会的な存在として行動できるのは，ヒトで特異的に発達した機能と考えられています。私たちが日常生活や社会生活を送ることができるのは脳の進化のおかげともいえます。

　ヒトの生命活動において重要な役割を果たしている脳に損傷が生じたときには，その障害も甚大です。すなわち，認知機能の低下(高次脳機能障害)だけでなく，運動麻痺や感覚障害，飲み込みの障害(嚥下障害)などが起こり，日常生活が困難になることもしばしばあります。脳を傷つける原因はさまざまで，原因となる病気やけがの様子や状況によって脳の障害，経過が異なります。まず病気やけがの性質を知って，脳の損傷によりどのようなことが起こるのかを把握し，対策をとることが大切です。

【大沢愛子】

# 3-2　主な脳疾患

　脳の病気には，①脳血管疾患，②外傷性脳損傷，③神経変性疾患などがあります。

　①脳血管疾患(脳卒中)は，脳の血管が詰まったり破れたりして起こる病気で，日本には100万人以上の患者がいます。かつて脳血管疾患は日本人の死因の第1位でしたが，生活習慣病の予防や救急医療の飛躍的な進歩によって，現在は第4位となっています。しかし，救命できても多くは麻痺や高次脳機能障害，嚥下障害などの後遺症で介護が必要となります。代表的な脳血管疾患に脳梗塞，脳出血，くも膜下出血があります(図3-1)[1]。脳梗塞や脳出血は生活習慣病との関連が指摘されています。

　②外傷性脳損傷は，頭部に衝撃が加わって生じる病気で，びまん性脳損傷

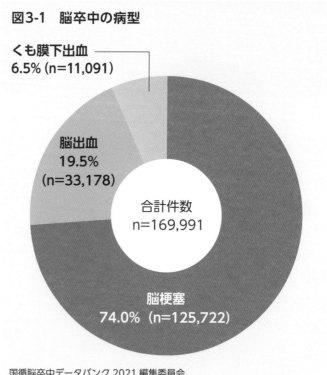

図3-1　脳卒中の病型

くも膜下出血
6.5%（n＝11,091）

脳出血
19.5%
（n＝33,178）

合計件数
n＝169,991

脳梗塞
74.0%（n＝125,722）

国循脳卒中データバンク 2021 編集委員会.
脳卒中データバンク 2021. p20 より作成

と局所性脳損傷に分けられます。びまん性脳損傷は，強い外力によって頭が回転し脳が損傷されるもので，脳の広範囲かつ深い部分に損傷を認めます。局所性脳損傷は，外力が直接脳に伝わるもので，脳挫傷や急性硬膜外血腫，急性硬膜下血腫，脳内血腫，慢性硬膜下血腫などをきたします。

　③神経変性疾患は，脳の神経細胞が徐々に減少し，不要なたんぱく質が蓄積することによって認知機能低下や運動障害などをきたします。代表的な病気に，アルツハイマー病，パーキンソン病があります。アルツハイマー病は，認知症をきたす代表的な疾患で，高齢になるにしたがい有病率が上昇します。もの忘れが徐々に進行し，段取りが悪い，言葉が出てこない，道に迷うなどの症状が現れます。パーキンソン病は，徐々に動作が緩慢になり，手足の細かな震え（振戦）や足のすくみが出て，転びやすくなったり，歩きにくくなります。

　脳血管疾患や認知症，パーキンソン病は，40歳以上であればいずれも介護認定の対象となり，公的介護サービスを利用することができます。

　また，脳の周囲を流れる脳脊髄液が脳内にたまる病気を水頭症と呼びます。水頭症は自然に発症するものと，脳出血後や外傷後などに発症するものがあります。手術で改善する場合もあり，進行性の歩行障害，認知機能低下，尿失禁などの特徴的な症状があれば医療機関を受診しましょう。

【前島伸一郎】

## 3-3　脳卒中

### 3-3-1. 疾患の特徴

病型 ────────────────────────────

　脳卒中には，脳の血管が血栓で詰まることで発症する脳梗塞，血管が破れて出血することで発症する脳出血（図3-2），くも膜下出血の3つのパターンがあります。一時的な手足の麻痺や言語障害，激しい頭痛などの症状が事前に出現する場合もありますが，脳卒中は突然に発症することが多い危険な病気です。

　脳梗塞の前触れを一過性脳虚血発作と呼び，代表的な症状として，片側の手足の脱力，顔面のゆがみ，呂律の回らなさ，片側の目の見えにくさなどがあります。脳卒中，一過性脳虚血発作のいずれも早期の発見が重要です。

**図3-2　脳出血（被殻出血）のCT画像**

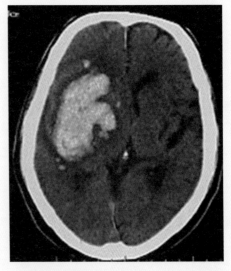

左の手足麻痺と言語障害，意識障害を発症した1症例

## 予防

### 1）生活習慣病との関連

　危険因子の適切な管理がもっとも重要です。収縮期血圧が正常値より20mmHg高い人は，正常値の人よりも脳卒中のリスクが2倍高くなることが報告されています[2]。降圧薬を自己判断で中断しないようにしてください。糖尿病や脂質異常症なども内服を自己中断すると動脈硬化が進みやすくなります。糖尿病では脳梗塞のリスクが2倍高くなることが報告されています[3]。さらに，心房細動という不整脈があれば脳梗塞のリスクは3〜5倍高くなるため，抗凝固薬（血液をサラサラにする薬）の内服が大切です[4]。抗凝固薬を中断すると血栓症のリスクは高まりますが，過量服用（薬の飲み過ぎ）は脳出血のリスクを高めます。

### 2）生活環境の観点から

　飲酒や喫煙などの生活習慣によっても脳卒中のリスクが高まるため，日頃からの節制が大切です。運動不足も油断大敵です。運動習慣のない人は，定期的に運動する人と比べて脳卒中のリスクが1.2倍高くなります（例：汗をかく程度の運動を週4回以上実施）[5]。一般成人の運動習慣の目安は，①1日30分以上の歩行を週2日以上行う，または②それと同等の負荷の運動です[6]。しかし，高齢者では筋力低下や関節症などを伴う場合もあり，病気によって適正な運動量や運動の強さが変化することがあります。

## 発症後の運動に関する注意

　脳卒中を発症した後も機能維持や再発予防のために運動習慣を保ちましょう。また，転倒予防のため必要に応じて適切な杖や歩行器を用いましょう。

　脳梗塞の部位や範囲によっては，高次脳機能障害のために空間認識や判断力が低下し，身体の認識ができなくなって事故やけがにつながることもあります。たとえば，自分では気づかずに自分の左側の空間の視覚・触覚などの認識能力が低下する（左半側空間無視），自宅までの道順がわからなくなる（道順障害），危険かどうかの状況判断ができなくなることもあります。こうした場合は，家族や介護者の見守りのもと安心・安全な範囲での運動習慣を維持しましょう。

## 発症後の活動に関する注意

　脳卒中を発症した後は高次脳機能障害が残りやすく，自動車運転や危険な作業は，中止も含め慎重な配慮が必要です。医療制度として，発症後の一定期間，集中的にリハビリテーションを行うことができます。また，介護保険制度で在宅生活に復帰した後でもケアマネジャーと相談のうえ必要な介護体制を整えることができます。

## 再発予防

　脳卒中では再発予防が重要です。まずは高血圧や糖尿病，心房細動といった危険因子を管理しましょう。活動に関する注意点として，運動麻痺が後遺症となり，身体バランスが悪化すると転倒・骨折の原因となります。嚥下障害や言語障害があると，誤嚥性肺炎のリスクが高まり，他者とのコミュニケーションが阻害されることもあります。高齢者では寝たきりになるリスクもあるため，身体や精神，社会性を含めた総合的な配慮が必要です。

## 発症後の症状や活動制限の特徴

病気の進行に合わせて生じる症状や生活での活動制限の特徴を理解しましょう。

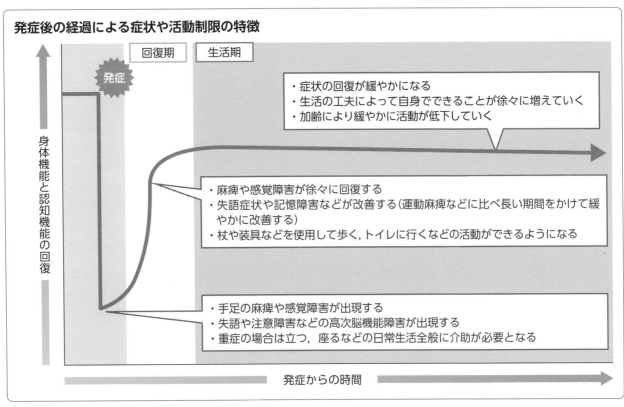

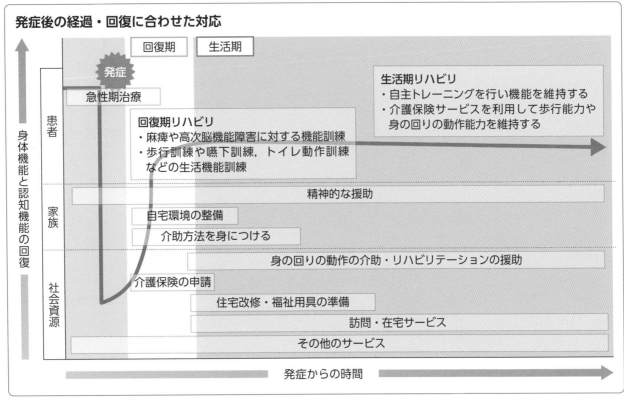

もし,脳卒中を発症したら

　手足の麻痺や言語障害が突然に出現したら,脳卒中を疑い,すぐに医療機関を受診しましょう。脳梗塞は発症後4.5時間以内であれば,血管のなかにできた血の塊(血栓)を薬物で溶解し,カテーテル治療で除去できる場合もあります。また,早期からリハビリテーションを実施することで,脳卒中の後遺症を軽減できる場合もあります。

【佐治直樹】

## 3-3-2. 普段の生活で気を付けること

　筋肉が麻痺すると,自宅での活動に不自由さを感じたり,社会とのつながりが制限されます。転倒・転落による骨折や寝たきり,嚥下機能低下による誤嚥のリスクが高まるため,以下のことを工夫してみましょう。

### ■ 運動習慣を獲得する

毎日の生活でなるべく動く習慣をつけ,体を鍛えることで転倒を予防しましょう。

### ■ 環境を整備をする

家のなかを片付け,スムーズな移動ができるように家具を配置しましょう。運動に適さない不安定な椅子や机を用いることはやめましょう。

### ■ 家庭や地域での　役割や日課を見つける

活動機会を維持する目的で,「新聞を取りに行く」「料理を作る」「旅行に行く」など具体的な目標を設定しましょう。目標が見つからない場合は,以前行っていたことや今後行いたいことを家族で話し合ってみましょう。

### ■ 介護サービスを利用する

介護認定を申請した方で自宅での生活に何かしらの不自由を感じる場合は,介護支援専門員(ケアマネジャー)や地域包括支援センターに相談してください。介護認定を受けていない場合は,市区町村の福祉課や地域包括支援センターなどに相談してください。

【大沢愛子】

### 3-3-3. 上肢（手）に麻痺がある場合の運動・活動に関する注意

　手の麻痺の具合や重症度によって生活や運動で気を付けることは異なるため, 各頁を参照してください。

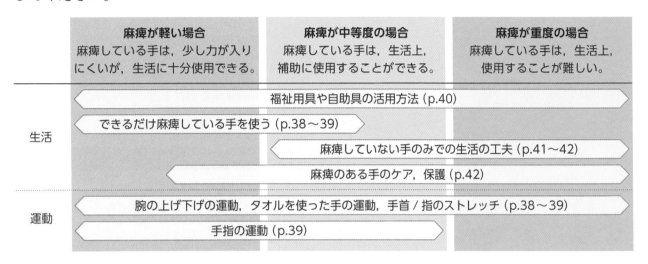

運動するときのポイント ───────────────────────

1)上肢の運動の際にもっとも注意すべき点は, 運動によって痛みが出たり, 痛みが悪化したりすることです。肩に亜脱臼が生じている場合や, 肩・指がこわばっている場合に, 急に運動をすると痛みが生じやすいので, ゆっくりと丁寧に行いましょう。

2)指先の運動をするときは, 全身に力が入りやすいので, 深呼吸をするなど, リラックスしながら行いましょう。

脳卒中上肢に対する推奨運動 ───────────────────

　腕や指に麻痺のある方にお勧めの運動メニュー一覧を**表3-1**に示します。体の状態に合わせて, **表3-1**の運動メニューと, 生活の工夫を組み合わせ, 無理のない範囲で体を動かしてください。1回ですべてのメニューを行う必要はありません。体調に合わせて運動を選択し運動の量や時間を調節してください。痛みなどが強いときは, 運動の時間や強さについて, かかりつけ医に相談してください。

表3-1　脳卒中で上肢に麻痺がある方への推奨運動一覧

| 番号 | 運動の種類・内容 | 寝て | 座って | 立って |
|---|---|---|---|---|
| 1 | 腕の上げ下げ | ● | | |
| 2 | タオルを使った手の運動 | | ● | |
| 3 | 手指のストレッチ | | ● | |
| 4 | 手指の運動 | | ● | |

寝て：寝て行う運動　座って：座って行う運動　立って：立って行う運動

## 1 腕の上げ下げや曲げ伸ばしの運動をしましょう
### 肩の筋肉を鍛えます

| 回数 |
| --- |
| 20回×3セット |

【1】

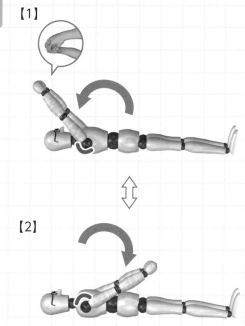

【2】

### 手順

- 左右の手の指が交互になるように組む（指を組むことが難しければ，手首を持つ）。
- 肘が曲がらないように，指を組んだまま，両腕をゆっくりと頭の上まであげる。
- 頭の上まであげた手を，ゆっくりと腹まで下ろす。

### 注意点

- 肩や肘に痛みが出る場合は中止しましょう。
- 勢いをつけると肩を痛めることがあるので，ゆっくりと行いましょう。
- 麻痺した手の肩を意識して，無理をして持ち上げすぎないようにしましょう。

### プラスポイント

- 麻痺のない手のサポートを徐々に減らし，麻痺している腕の力で動かすことができるようにしましょう。

## 2 タオルを使った手の運動をしましょう
### 肩周りや腕全体の筋肉を動かします

| 回数 |
| --- |
| 20回×3セット |

【1】　　【2】

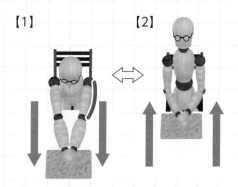

（動かして開始位置に戻して1回）

### プラスポイント

- 両腕は，前後だけでなく左右や，円を描くように大きく動かしましょう。また，麻痺している手のみでも可能であれば，片手で行ってみましょう。

### 手順

- 麻痺している手の指を開いてタオルの上に置き，さらに反対の手を上から添える（麻痺している手の指が開かないときは，両手を組んで行う）。
- ゆっくりとタオルを机の上で前後に滑らせ，腕の伸びを感じるように行う。
- 一番伸びた位置からゆっくりと自分のほうへタオルを引く。
- 徐々に滑らせる範囲を広げるようする。

### 注意点

- タオルを滑らすときは，麻痺している手の腕や肩を意識しましょう。
- タオルを滑らす際に，肩や肘の痛みが出た場合は中止しましょう。
- 勢いをつけると肩を痛めることがあるので，ゆっくりと行いましょう。

## 3 指の筋肉を伸ばしましょう
指の筋肉のストレッチをします

回数
20秒×5回

ストレッチ

座って

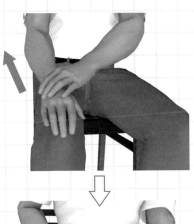

### 手順

- 麻痺している手の指を開いて膝の上に置き，さらに反対の手を上から添える。
- 麻痺している手をゆっくり膝から腹のほうへ滑らせるように近づけ，指の筋肉を伸ばす。
- 指全体が伸びるように意識する。
- 一番伸びているときは，力むのではなく，ゆっくり深呼吸をする。

### 注意点

- 指や手首，肩の痛みが出る場合は中止しましょう。
- 勢いをつけると筋肉を痛めるので，ゆっくりと行いましょう。

---

## 4 手指の運動をしましょう
麻痺している手指の筋肉を動かす練習をします

回数
20回×3セット

座って

【1】

【2】

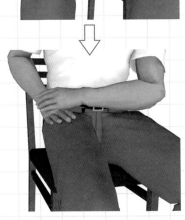

①親指から順番に指を折る（赤い矢印）

②小指から順番に開く（青い矢印）

### 手順

- 【1】のように，麻痺している手を大きく開いたり閉じたりする。
- 【2】のように，麻痺している手を開いた状態で，親指から人差し指，中指，薬指，小指の順で折り曲げ，その後に小指から順に親指まで指を開く。
- 指を頑張って動かそうとすると，全身に力が入りやすいため深呼吸をしながら行う。

### 注意点

- 指の痛みが出る場合は中止しましょう。
- 指1本1本を意識して行いましょう。
- 麻痺が重度な方は，この運動は困難なので無理をする必要はありません。

### プラスポイント

- 大きく動かすことができるようになったら，開閉や指を折るスピードを上げてみましょう。

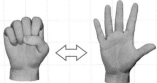

福祉用具や自助具の活用方法 ────────────────────

　麻痺している手を援助して自立した日常生活を送る目的で,福祉用具や自助具を使用します。利用に関しては,専門スタッフがいる福祉用具専門店や,かかりつけ医,リハビリテーションの療法士に相談してください。

---

## 食事のとき

　利き手が麻痺してスプーンを握ることができない場合は,柄の太い食具を使用することで,握りやすくなり,食べ物をすくいやすくなります。普段使用しているスプーンに取り付けるタイプもあります。

　箸をうまく使うことができない場合は,バネ付きの自助具箸を使用することで,箸が交差することなくしっかりと開閉でき,食べ物をつかみやすくなります。

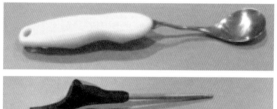
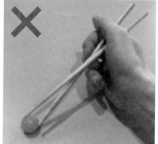
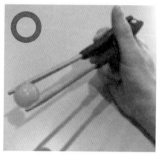

---

## 字を書くとき

　利き手が麻痺して筆圧が弱くなって字をうまく書くことができない場合は,鉛筆やペンの軸を太くしてみましょう。鉛筆やペンに簡単に装着できるスポンジ素材も市販されています。

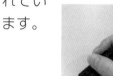
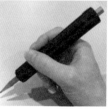

## 蓋を開けるとき

　麻痺で手に力が入りにくく,瓶やペットボトルの蓋が開けにくい場合は,滑り止めを使用すると,開けやすくなります。

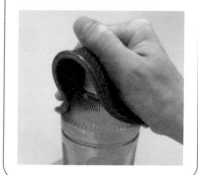

## 爪を切るとき

　片手で爪を切ることは難しいので,設置型の爪切りを使用してみましょう。爪切り本体を台などに固定して置き,麻痺側の腕で爪切りを押すと爪を切ることができます。市販品があります。

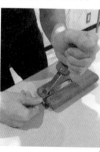

麻痺している手が使用できない場合, 片手で工夫する方法は以下のようなものがあります。

## 調理のとき

　片手で調理をする場合, 片手用まな板を使用することで, 食材の落下を防ぐことができます。また, 3本釘で野菜などを刺せば, 転がらずに皮をむいたり, カットすることができます。釘で手をけがしないよう注意してください。

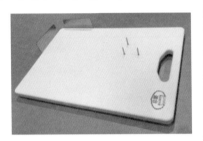

## 蓋を開けるとき

　瓶などの蓋を開ける場合, 引き出しなどで挟み, 体で引き出しを押すと, 瓶を固定できます。勢いよく強く押しすぎると瓶が割れる可能性もあるので, ゆっくりと瓶を固定できる程度に力を加えます。挟む引き出しに滑り止めマットを貼り付けると, より開けやすくなります。

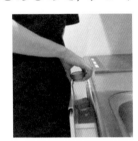

## 食事のとき

　片手で食事をする際, 皿が動いてしまう場合は, すべり止めマットを皿の下に敷いてみましょう。一般的な皿からうまく食物をすくうことができない場合は, 麻痺のある人用の皿(自助具)を使ってみましょう。自助具の皿は, すべり止め加工がされており, カーブがあるのですくいやすい構造になっています。

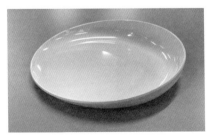

カーブがあるので, すくいやすい

## 洗濯のとき

　片手で洗濯バサミを広げて洗濯物を干すことは難しいので市販のワンタッチタイプの物干しハンガーを使用することで,片手でも簡単に洗濯物を干したり, 取り込むことができます。

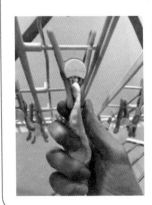
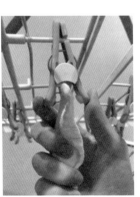

## 服を着たり脱いだりするとき

指先が動かしにくく服のボタンがうまくとめられない場合は，ボタンのないTシャツやトレーナーを選択しましょう。前開きシャツを好む場合は，マジックテープのものを使用すると，自分で服を脱ぎ着しやすくなります。市販品もあります。

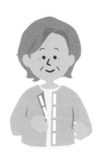

## ボタンをとめるとき

片手でボタンをとめることができない場合，ボタンエイドを利用しましょう。輪の部分をボタン穴から入れて，ボタンを掴んで引き込むことで，ボタンをとめることができます。市販品もあります。

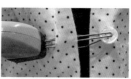
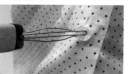

## 体を洗うとき

ループ付きタオルを用いて腕にかけて使用することで，片手では届かない背中などを洗うことができます。ループ付きタオルは，麻痺している腕が入る程度にタオルに輪っかを作り，縫い付ければ作ることができます。市販品もあります。

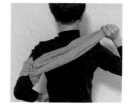
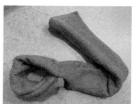

### 麻痺のある手のケアと保護

・麻痺している手指がこわばることを予防したり，皮膚の衛生を保ちます。
・麻痺している手の指どうしが接触していると，汗や汚れなどにより手の皮膚がただれたり，赤くなったりするなどの皮膚の障害が起こり，感染症を引き起こす場合もあります。

### 手順

● 全身がリラックスした状態で，麻痺している手をゆっくりと反対の手で開く。

● 入浴のときは，手をしばらく湯につけて温め，汚れをふやかしてから洗う。

● 洗うときは，手洗い用の石けんで手のひらや指の間を優しく洗う。

● 水や湯で流した後，必ず指の間までタオルで水気を拭きとり，乾燥させる。

● 皮膚と皮膚が接していない部分には，保湿剤を塗ってもよい。

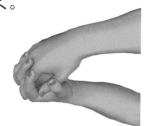

## ＜注意点＞

・指の痛みが出たり，皮膚が弱くなっている場合があるため，必ず優しく洗いましょう。

・手を洗う際には，指の隙間に皮膚のめくれや亀裂がないか確認しましょう。

・感覚が低下していると傷があっても痛みを感じにくいです。皮膚の傷や床ずれがないかも
　定期的に確認しましょう。

・洗った後はしっかりと乾かしましょう。

・手足の感覚が鈍いと，手が自分の体の下敷きになっていたり，車椅子と体の間に挟まったり，
　車椅子の車輪に巻き込まれることがあります。手足の位置が適切か，本人だけでなく周りの
　人も注意してください。

・感覚が低下していると温度への反応も鈍くなります。火傷しないよう，麻痺していない手で
　湯の温度を確かめる習慣をつけましょう。


・麻痺している手の肩の関節の亜脱臼を予防します。

---

### 寝ているときの管理方法

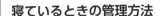
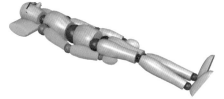

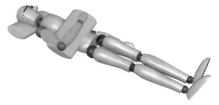

腕や手が麻痺していると，肩が外側に引っ張られ，尻の下敷きになっていることが多い。

枕やクッションの上に麻痺している手を置いて，肩や手を痛めることを防ぐ。

---

### 車椅子などに座っているときの管理方法

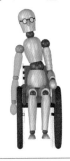

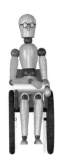

腕や手が麻痺していると，肩が外側に引っ張られ，尻の下敷きになっていることが多い。

枕やクッションの上に麻痺している手を置いて，肩や手を痛めることを防ぐ。

---

### アームスリングを使った管理方法

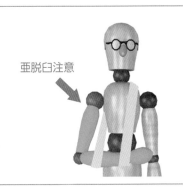

亜脱臼注意

移動の際にアームスリングを着用すると肩の関節を保護できます。腕の重み
で肩が下がって脱臼するのを防ぐために，麻痺のある肩が反対の肩と同じ高
さになるようにアームスリングの長さを調整をしましょう。
長時間使用すると肩や肘の関節がこわばってしまうため，寝ているときや肘
が安定しているときは外し，ときどき肩や肘のストレッチを行いましょう。

## 3-3-4. 下肢(足)に麻痺がある場合の運動・活動に関する注意

足の麻痺の具合や重症度によって生活や運動で気を付けることは異なるため, 各頁を参照してください。

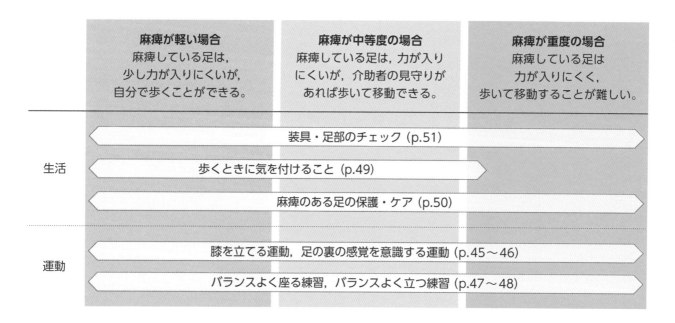

装具・足部のチェック (p.51)

歩くときに気を付けること (p.49)

麻痺のある足の保護・ケア (p.50)

膝を立てる運動, 足の裏の感覚を意識する運動 (p.45〜46)

バランスよく座る練習, バランスよく立つ練習 (p.47〜48)

運動するときのポイント

1)手足に麻痺がある場合, 運動時の転倒には特に注意が必要です。立って行う運動は可能なかぎり家族, 介護者の見守りのもとで行いましょう。その際, 介護者は麻痺のある側に付き添います。

2)手足の感覚が低下している場合, 知らないうちに傷ができていたり体をぶつけていたりする可能性があります。入浴時や着替えの際に体に傷がないかを確認しましょう。

3)装具を装着している場合は運動前後で皮膚の状態を確認します。装具が当たって傷ができたり, 赤くなることがあります。

　足に麻痺のある方にお勧めの運動メニュー一覧を**表3-2**に示します。体の状態に合わせて，**表3-2**の運動メニューと，「第2章」の基本運動メニューを組み合わせ，無理のない範囲で体を動かしてください。1回ですべてのメニューを行う必要はありません。体調に合わせて運動を選択し，運動の量や時間を調節してください。痛みなどが強いときは，運動の時間や強さについて，かかりつけ医に相談してください。

**表3-2　脳卒中で下肢に麻痺がある方への推奨運動一覧**

| 番号 | 運動の種類・内容 | 寝て | 座って | 立って |
|---|---|---|---|---|
| 1 | 膝立て | ● | | |
| 2 | 足裏感覚訓練 | | ● | |
| 3 | 座位バランス訓練 | | ● | |
| 4 | 立位バランス訓練 | | | ● |

寝て：寝て行う運動　座って：座って行う運動　立って：立って行う運動

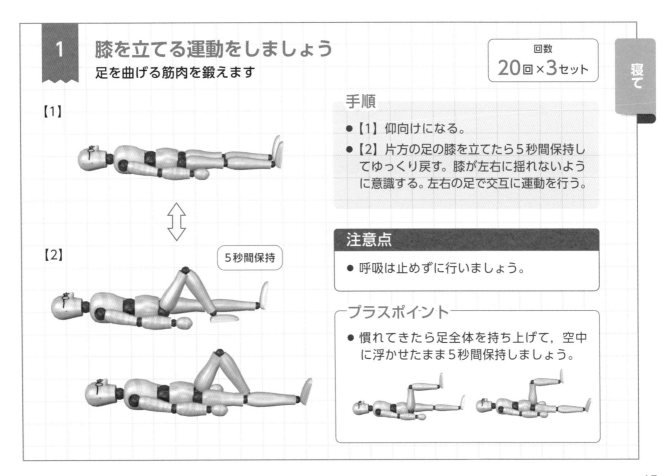

**1　膝を立てる運動をしましょう**
足を曲げる筋肉を鍛えます

回数
20回×3セット

寝て

【1】

【2】

5秒間保持

**手順**

- 【1】仰向けになる。
- 【2】片方の足の膝を立てたら5秒間保持してゆっくり戻す。膝が左右に揺れないように意識する。左右の足で交互に運動を行う。

**注意点**

- 呼吸は止めずに行いましょう。

**プラスポイント**

- 慣れてきたら足全体を持ち上げて，空中に浮かせたまま5秒間保持しましょう。

座って

## 2　足の裏の感覚を意識して運動をしましょう
足の裏を刺激します

回数
30秒×5セット

【1】

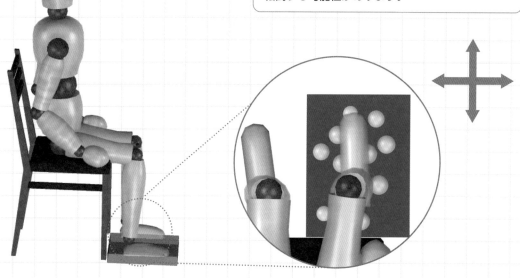

【2】足を前後左右に動かす

足は軽く置き動かす。
足に体重をかけたり踏み込むとバランスを崩して転倒する可能性があります。

### 手順

- 【1】背もたれのある椅子に腰を掛けて，足元にビー玉を入れた箱を用意する。
- 【2】麻痺のある足をビー玉の上に乗せ前後左右に動かす。
- 運動のコツ：足の動きを目で確認しながらリラックスして行う。運動する足は踏ん張らないようにする。箱の大きさは，中で足が動かせる程度のものを選ぶ。

### 注意点

- 椅子からの転落に注意しましょう。
- 普段から装具を装着している方は，装具を外して裸足で行ってください。
- 足の裏への刺激が不快と感じる場合は運動を避けるか，ビー玉と足の間にタオルなどを挟んでもよいでしょう。
- 運動前後で足の裏と使用物品を清潔にしましょう。

### プラスポイント

- ビー玉など使用する形状・大きさを変えて足の裏の感覚を意識して足を動かしてみましょう。テニスボールやゴルフボール，筒状のペットボトル，食品用ラップフィルムの芯なども利用できます。

＜前後に動かす＞

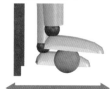 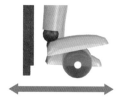

## 3 バランスよく座るための練習をしましょう
座るバランスを鍛えます

回数
各方向20回×3セット

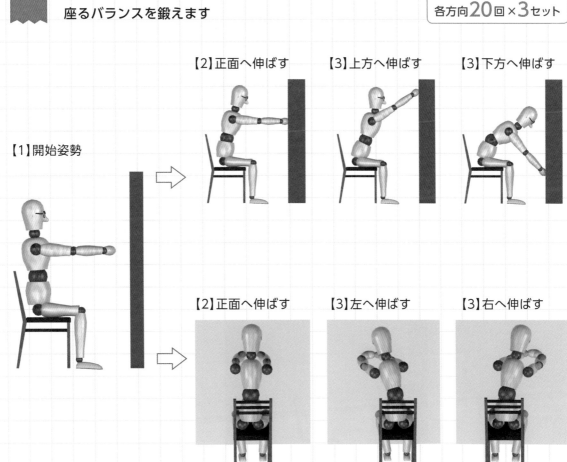

【1】開始姿勢

【2】正面へ伸ばす 【3】上方へ伸ばす 【3】下方へ伸ばす

【2】正面へ伸ばす 【3】左へ伸ばす 【3】右へ伸ばす

### 手順

- 【1】開始姿勢：壁に向かい椅子を置き腰を掛ける。壁との距離は，両手を組んで腕を伸ばし体を軽く前に倒して両手が壁に届く距離（握り拳2～3個分）。
- 開始姿勢の設定が難しい場合は家族，介護者に手助けしてもらう。
- 【2】両手を組み腕を伸ばしたまま壁に向かって手を伸ばす。体を軽く前に倒しながら行う。
- 【3】上下左右方向に手を伸ばす運動を繰り返す。

### 注意点

- 麻痺のある側に手を伸ばすと転倒しやすいので，無理に行わないよう注意しましょう。
- 普段から装具を装着している方は，必ず装具を装着して行ってください。
- 動作に不安がある場合は家族，介護者に見守ってもらいましょう。
- 麻痺のある側はバランスを崩しやすいので，見守りは麻痺のある側の斜め前で行いましょう。

### プラスポイント

- 慣れてきたら手を伸ばす範囲を大きくしてみましょう。

## 4　バランスよく立つための練習をしましょう
### 立つバランスを鍛えます

回数
各 **20** 回×**3**セット

【2】右足へ体重を乗せる　　　【1】開始姿勢左右　　　【2】左足へ体重を乗せる

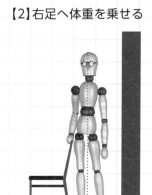 ⇔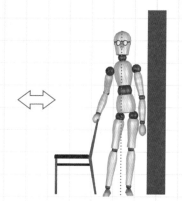

【2】つま先へ体重を乗せる　　　【1】開始姿勢前後　　　【2】かかとへ体重を乗せる

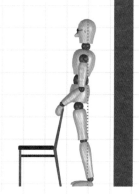 ⇔ 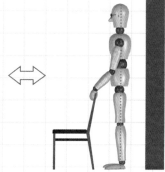 ⇔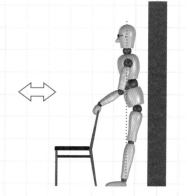

### 手順

● 【1】開始姿勢：麻痺のない手で椅子の背を持ち，足を肩幅に広げて立つ．転倒予防のため，麻痺のある側を壁側にして立つ．開始姿勢の設定が難しい場合は家族，介護者に手助けしてもらう．

● 【2】右足，左足，つま先，かかとに交互に体重を乗せる運動を繰り返す．

● 運動のコツ：体重を乗せるときは，頭部の位置は変えないようにして，尻に体重を乗せている位置を移動させるイメージで行う．

### 注意点

● 転倒に注意してください．

● 普段から装具を装着している方は，必ず装具を装着して行ってください．

● 動作に不安がある場合は家族，介護者に見守ってもらいましょう．

● 体重を麻痺側の足に乗せすぎると転倒しやすいので注意してください．

### プラスポイント

● 慣れてきたら少しずつ運動範囲を広げていきましょう．

　足に麻痺があり，動作に不安がある場合は以下のことに気を付けてみましょう。

## 階段を昇り降りするとき

　1段ごとに足をそえることで安定して昇降できます。昇るときの足の順番は杖→麻痺のない足→麻痺のある足の順番，降るときの足の順番は杖→麻痺のある足→麻痺のない足の順番で行ってみましょう。

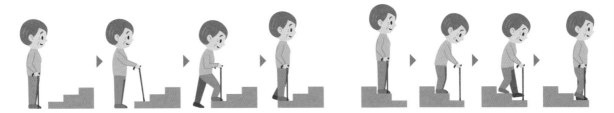

## 敷居をまたぐとき

　杖→麻痺のある足→麻痺のない足の順番でまたぐことが一般的です。麻痺のある足で十分にまたぐことが難しい場合には，麻痺のない足からまたぐ場合もあります。足の引っ掛かりによる前方への転倒，後方や麻痺側への転倒に気を付けましょう。杖が難しい場合は，手すりや壁など固定されているものを支えにして，自身の能力に合わせて安全な方法で行いましょう。

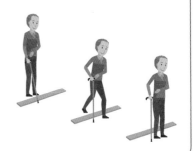

## 方向転換するとき

　急な方向転換や小回りでの方向転換は麻痺側への転倒のリスクが高くなります。足の横幅をとり，ゆっくりと大回りで方向を変えるように意識しましょう。

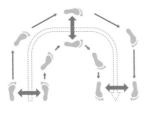

## エスカレーターを利用するとき

　上り，下りとも手すりをしっかり持ち，麻痺のない足から乗ります。エスカレーターは床面が動いているため，ふらつきや転倒のリスクが高いので，混んでいるときや，1人での使用は控えましょう。ただし，**エスカレーターの利用は推奨しません。なるべくエレベーターを利用しましょう。**

麻痺のある足のケアと保護

　寝ているときの姿勢を整えて関節が固くなることを予防します
・麻痺している足の関節が硬い場合や力が入りすぎてしまう場合は次のような方法を試してみましょう。

---

**寝ているときの管理方法**

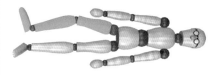

麻痺している足の関節が固く足が
がに股に開いてしまう

⬇

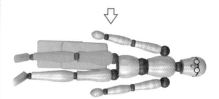

膝が天井を向くように
クッションを入れる

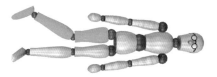

麻痺している足に力が入りすぎて足が
内股になってしまう

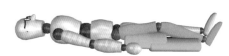

膝が軽く曲がるように
クッションを入れる

**注意点**

・クッションに足を乗せた
　姿勢が長く続くと膝関節
　が伸びにくくなり，固く
　なるおそれがあります。
・定期的に足の曲げ伸ば
　しをしましょう。
・自身で曲げ伸ばしがで
　きない場合は家族に手
　伝ってもらいましょう。

---

　むくみを予防します
・麻痺している足はむくみやすいため，入浴や着替えの際に確認して対策しましょう。

---

**むくみの管理方法**

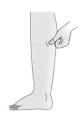

指で押した跡がしばらくしても消えない

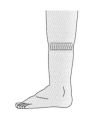

靴下の跡が強く残り戻らない

⬇

**注意点**

・むくみの原因はさまざまです。
　まずは，かかりつけ医に相談
　しましょう。相談した後に以
　下のことを試してみましょう。

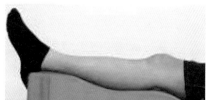

寝るときに足を高くする

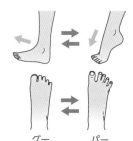

グー　　　パー

足首や足指の運動

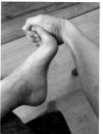

足首や足指のストレッチ

　装具は, 麻痺した足のサポート・足の変形予防・けがの予防・歩行の安定性を高めることができます。装具は正しく装着して使い続けることが重要です。

　身体機能や生活状況の変化に応じて, 装具を修理したり, 作り直したり修理できる場合があります。不具合や違和感のある場合は, 装具を作成した病院やかかりつけ医, 療法士, 義肢装具士に相談してください。自身の判断で修理したり, 使用を中断しないようにしてください。

　装具の不備や劣化は予期せぬ転倒やけがにつながる場合があります。また, 体重の増減やむくみに伴い, 知らないうちに皮膚に傷ができている場合があります。装具を履く前・履いた後は, 毎回, 装具の状態, 足部の状態をチェックリストを用いて確認してください。

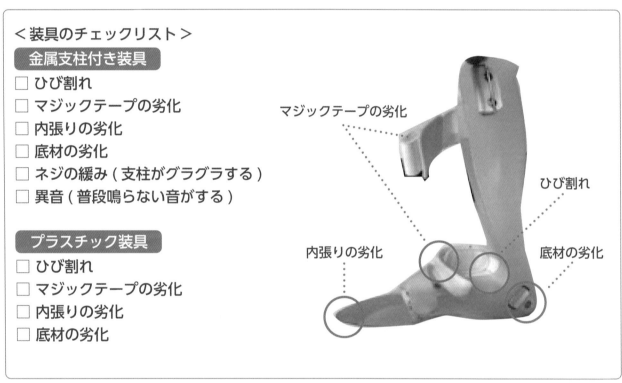

＜装具のチェックリスト＞

**金属支柱付き装具**
- □ ひび割れ
- □ マジックテープの劣化
- □ 内張りの劣化
- □ 底材の劣化
- □ ネジの緩み ( 支柱がグラグラする )
- □ 異音 ( 普段鳴らない音がする )

**プラスチック装具**
- □ ひび割れ
- □ マジックテープの劣化
- □ 内張りの劣化
- □ 底材の劣化

マジックテープの劣化

ひび割れ

内張りの劣化　　　　底材の劣化

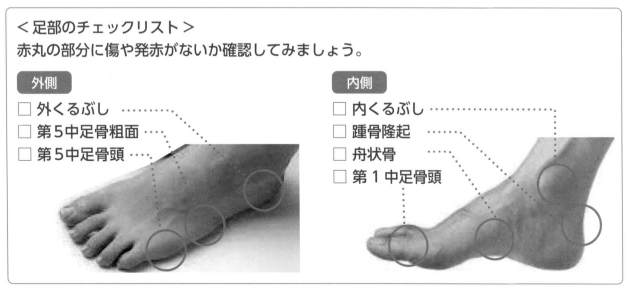

＜足部のチェックリスト＞
赤丸の部分に傷や発赤がないか確認してみましょう。

**外側**
- □ 外くるぶし
- □ 第5中足骨粗面
- □ 第5中足骨頭

**内側**
- □ 内くるぶし
- □ 踵骨隆起
- □ 舟状骨
- □ 第1中足骨頭

脳卒中下肢の基本運動メニュー選択時の注意点

◎ お勧めの運動メニュー

③ふくらはぎ伸ばし
(p.22参照)
椅子などを持ちながら
行います。

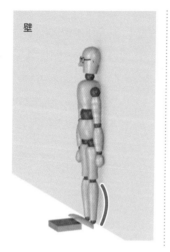

⑨腹筋
(p.25参照)
腹筋を鍛えることで姿勢を整えます。

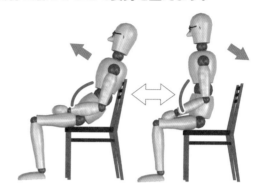

⑩背中に力入れる
(p.25参照)
背筋やお尻周りの筋肉
を鍛えることで姿勢を
整えます。

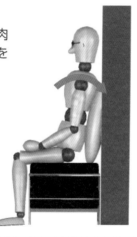

⑭立ち座り
(p.28参照)
立ち座るための基礎となる両足の筋肉を鍛えます。

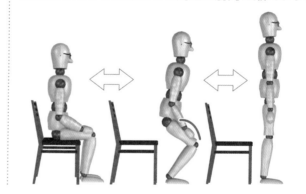

△注意が必要な運動メニュー　　立位でバランスを要する運動は転倒のリスクがあります。1人では
　　　　　　　　　　　　　　　行わずに家族, 介助者の見守りのもとで行いましょう。

⑬スクワット（p.27参照）

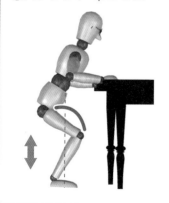

⑮足踏み（p.28参照）

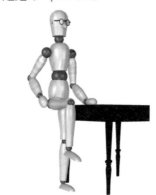

⑯横歩き（p.29参照）

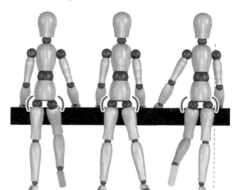

# 3-4　摂食嚥下障害

## 3-4-1. 疾患の特徴

### 摂食嚥下障害とは

　摂食嚥下障害は, 多くの場合, 脳卒中(脳梗塞, 脳出血, くも膜下出血など)や認知症, パーキンソン病などにより生じます。脳卒中では身体に麻痺が生じるように, 顔面や喉にも麻痺が生じます。摂食嚥下障害では, 麻痺や不随意運動(意図しない身体の動き), 食べ物に対する認知の変化によって食事を摂ることや飲み込みが障害されます。

　摂食嚥下障害があると, 飲み込みの力が弱くなり, むせの反射も起きにくくなります。また, 喉仏の上がりも悪くなり, 堅いものや固形物が飲み込みにくくなります。口の機能として, 舌の押しつぶしが弱くなり, 食べ物を口の中で上手にまとめられなくなります。

### 主な症状

　食事中のむせが強いときや, むせが続くときは誤嚥や窒息のリスクが高くなっているサインです。誤嚥や窒息は肺炎の原因となるため, 早めに病院を受診し, かかりつけ医に相談してください。ただし, むせない誤嚥もあり, むせないからといって摂食嚥下障害がないとは限りません。むせること以外にも, 食事時間や食べ方の変化, 食事の好みの変化, 食事中や食後の喉の違和感, 声の変化, 痰の増加, 食欲の低下, 痩せてきている, 微熱があるなどの症状を認める場合もあります。このような症状があれば摂食嚥下障害の可能性があるため, かかりつけ医に相談してください。また, 食べたいという気持ちや美味しいという感覚をもって食事を摂ることはとても大切です。温かいものは温かく, 冷たいものは冷たく, そして, 匂いや見た目などの五感を活用して, 食欲を引き出しましょう。誤嚥予防に努めて, 安全で美味しい食生活を維持しましょう。

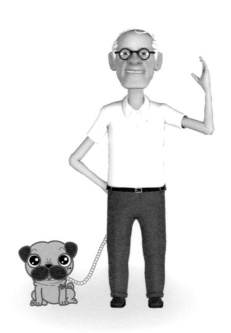

## 3-4-2. 普段の生活で気を付けること

### 食事の姿勢を見直す

食事の姿勢を見直しましょう（自己摂取）

食べ物や飲み物の工夫だけでなく，食事の姿勢の工夫は誤嚥予防につながります

**姿勢が崩れていないか，左右に傾いていないか，座っている姿勢に力がはいっていないか，など確認しましょう。**

・箸が持ちづらい，スプーンが大きすぎて口の中へいれたときにとりこぼしてしまう，集中力が続かないなど食事で困った際は，専門家に相談してください。
・食事中（30分前後）安定した姿勢で過ごせるようにしましょう。
・食事は詰め込みすぎず，飲み込んでから次を食べましょう。

❌ 良くない姿勢

・机が高すぎる
・足裏が床についていない
・首が上を向いた状態で飲んだり食べたりしている
・円背
・体勢が不安定
・椅子から尻がずり下がっている

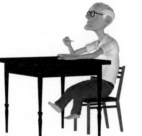

⭕ 良い姿勢

・首は正面かややうつむき気味
・背中にクッションやタオルを挟んで背中がまっすぐになるように
・地面に足裏がつく

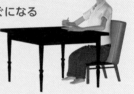

危ないサイン：すすり食べをしている。何度もごっくんしながら食べている。咳払いしながら食べている。呼吸が粗くなる。ごきゅごきゅと喉で音をたてながら食べている。時々むせる。

⬇

このような場合は，姿勢や食具，介助方法の確認を再度行い，それでも改善しない場合は早めに専門家に相談してください。

食事の姿勢を見直しましょう（介助）

食物や飲物の工夫だけでなく，食事の姿勢の工夫は誤嚥予防につながります

### 介助者の位置

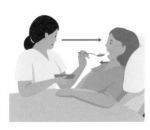

**目線を合わせて，顎を引いてもらう**

目線より下から食べ物が口の中へ入るように介助します。顎が上がった状態は誤嚥を招きます（椅子に座って介助することをお勧めします）。

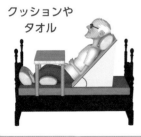

**クッションやタオル**

**30〜80度程度で体の角度を調整**

角度の調整をしたら，必ず首の位置も確認します（顎の位置は鎖骨と顎先がげんこつ1個分になるように）

### スプーン介助

舌の中央にスプーンを

少し上の方に引き抜く

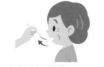

※上にあげすぎると顎をあげてしまうので注意
スプーンを横に向けスライドさせながら舌の中央に
※うまく口の中にスプーンが入らないと"すすり食べ"をするようになってしまいます。

● 基本のスプーンの大きさの目安は，1杯量が約3〜5ccです（1回で飲み込める量）。
● スプーンの形は深さがあまりなく，素材はシルバー製など，口の中に入ったとき，ひんやり感や温かい感じが伝わりやすいものがよいでしょう。柄が長めのほうが介助しやすいです。

## 口腔ケアと口のストレッチ

口腔内を清潔に保つことが，肺炎予防につながります

### 口腔ケア

・口の中は常に37℃前後に保たれ，唾液（水分）があり，食べ物が通過するため細菌が増えやすい環境です。

・口の中がねばねばしている場合は，ブクブクうがいをするなど口腔内の保清に努めましょう。食事の前後に行うとより効果的です。

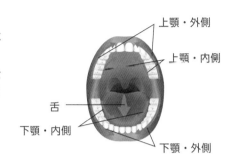

上顎・外側
上顎・内側
舌
下顎・内側
下顎・外側

### 歯磨きワンポイント

| ペングリップ | スクラッピング法 | みがき残しやすい部分 |
|---|---|---|

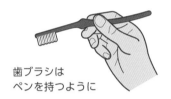

歯ブラシは
ペンを持つように

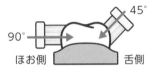

一般の方にお勧めの磨き方です。こきざみに動かしてください。

90° ほお側　45° 舌側

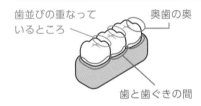

歯並びの重なっているところ　奥歯の奥
歯と歯ぐきの間

### 注意点

● ブラッシングの際には義歯は外します。

● うがいは正面を向いて口をゆすぐ，**ブクブクうがい**にします。

● 舌を傷つけないようにしましょう。

● 歯がぐらつく，義歯が合わない場合は歯科医に相談してください。

● 顔を天井に向けるガラガラうがいは水を誤嚥する可能性があります。

### プラスポイント

【介助でもブラッシングがうまくできない場合】

● 清潔なガーゼを冷めた白湯などで湿らせ，しっかり水切りをします。

● ガーゼを人差し指に巻いて歯を優しく擦るように，ゆっくり奥から手前に向けて動かします。

● 歯と歯茎の隙間を埋めるようにして，ゆっくりストレッチを兼ねた口腔ケアを行います。

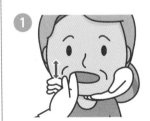
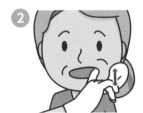
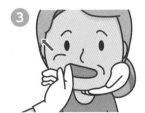
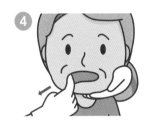

### 3-4-3. 運動・活動に関する注意

#### 運動するときのポイント ──────────

1) 反復練習は，速さを求めるより，一つ一つを丁寧に確認しながら行いましょう。

2) 鏡を見ながら，自身の目で動作を確認しながら行うとより効果的です。

3) 摂食嚥下機能を維持・改善するためには，食事の際だけでなく，滑舌よく話す，大きな声を出す，首や肩の周りの筋肉をほぐす，上半身を鍛えるなど，さまざまな練習方法があります。普段から，口の動きを意識した会話をしたり，歌を歌ったりして，飲み込みにかかわる機能の維持を心がけましょう。

4) 摂食嚥下障害は運動だけでなく普段の食事の姿勢や食べ方でも改善が期待できます。口の中を清潔に保ち，毎日意識して食事を摂ることが大切です。

#### 推奨運動一覧 ──────────

　食事を摂ることや飲み込みに問題のある方にお勧めの運動メニュー一覧を表3-3に示します。体の状態に合わせて，表3-3の運動メニューと，生活の工夫を組み合わせ，無理のない範囲で体を動かしてください。1回ですべてのメニューを行う必要はありませんが，なるべくまんべんなく実施してください。体調に変化があるときや，むせが強いときなどは，かかりつけ医に相談してください。

表3-3　摂食嚥下障害の方への推奨運動一覧

| 番号 | 運動の種類・内容 | 寝て | 座って | 立って |
|---|---|---|---|---|
| 1 | 唾液腺のマッサージ | | ● | |
| 2 | 口の体操（あ・う・い・お） | | ● | |
| 3 | 口の体操（ぱ・た・か・ら） | | ● | |

寝て：寝て行う運動　座って：座って行う運動　立って：立って行う運動

## 1 唾液腺のマッサージをしましょう

唾液が分泌されることで，口の中の乾燥を防ぎ
自浄作用が働きます

回数
各5〜10回

頬の
マッサージ

顎の
マッサージ

舌下の
マッサージ

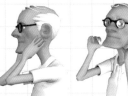
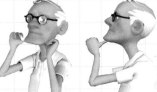

### 手順

- 頬のマッサージ　指を耳下,上顎のあたりにしっかりと当てて前方に向かってゆっくり回す。
- 顎のマッサージ　左右の親指で顎の内側を耳の下から顎先に向けて，4〜5ヵ所に分けてずらしながら指圧する。
- 舌下（顎下）のマッサージ　左右の親指で顎の下を，舌を突き上げるようにゆっくり押し上げる。

### プラスポイント

効果的に行うには
①朝目覚めたとき
②食事前
③人と話す前
にやってみるとよいでしょう。

1人でできない場合は介助者に頼みましょう。
顔を全体的にマッサージするだけでも効果的です。

### 注意点

- 動作はゆっくり行いましょう。
- 力は入れすぎずやさしくマッサージしましょう。
- 喉を押さないように注意してください。

【禁忌】マッサージを行うことで脈拍数が減少して血圧も低下する可能性があります。首や口の周辺に病気のある方（口腔がん，咽頭がん，唾液腺腫瘍）や不整脈がある方，心臓に疾患のある方は症状が悪化するため，この運動は控えてください。

## 2 口の体操（あ・う・い・お）をしましょう

食べ物を口の中でまとめる力と喉へ送り込む力を鍛えます

回数
3セット

あ
縦に指3本分開ける

う
ひょっとこの口

### 手順

- 大きく口を開けて"あ"の形を作り，3秒たったら口を素早く閉じる。
- ひょっとこの口"う"の形を作り，3秒たったら素早く口を横引きし，"い"の形に変える。
- "お"の形を作り，3秒たったら"あ"の形に変える。

い
口角を横にひく

お
飴玉1個分の大きさ

### 注意点

- 大きく口を動かしましょう。
- ゆっくり，はっきりを意識しましょう。
- 喉に力を入れすぎないようにしましょう。
- 効果的に行うには
  ①朝目覚めたとき
  ②食事前
  ③人と話す前
  に行うとよいでしょう。

### プラスポイント

- 息を吐くことを意識して，ハキハキとした良い発声を心がけてみましょう。

座って

## 3 口の体操（ぱ・た・か・ら）をしましょう
食べ物を口の中でまとめる力と喉へ送り込む力を鍛えます

回数
**3セット**

**ぱ（上下口唇）**
口唇をしっかり閉めて破裂させるように

**た（舌の中央）**
舌を上顎にしっかりくっつけて

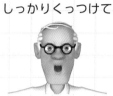

**か（奥舌）**
喉の奥に力を入れて

**ら（舌先）**
舌先を上の歯茎の裏につけてはじく

### 手順
● ①から④を, はじめはゆっくり5回, 次にすばやく5回行う。
① ぱぱぱぱぱ　　"ぱ"を連続で5回
② たたたたた　　"た"を連続で5回
③ かかかかか　　"か"を連続で5回
④ らららら　　"ら"を連続で5回

### 注意点
● 大きく口を動かしましょう。
● ゆっくり, はっきりを意識しましょう。
● 喉に力を入れすぎないようにしましょう。
● 効果的に行うには
　①朝目覚めたとき
　②食事前
　③人と話す前
　に行うとよいでしょう。

### プラスポイント
● 息を吐くことを意識して, ハキハキとした良い発声を心がけてみましょう。

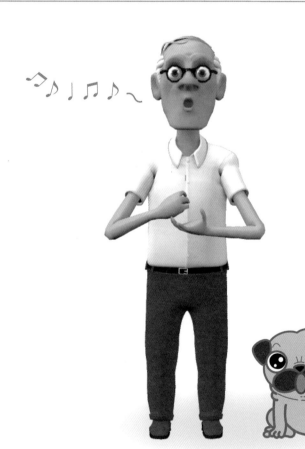

# 3-5 高次脳機能障害

## 3-5-1. 疾患の特徴

### 高次脳機能障害とは

　話す，考える，体を動かす，どんなときでも私たちは脳を使います。脳とヒトの行動は切り離せない関係にあり，脳に問題が生じると，認知機能の低下だけでなく，日常生活や社会生活に大きな問題をきたします。脳の機能に問題が生じることを「高次脳機能障害」と呼びます。

　脳はさまざまな働きをする部分に分かれており，障害される場所によって出現する高次脳機能障害は異なります（図3-3）。また，高次脳機能障害には，脳卒中や外傷性脳損傷が原因で急速に発症するものと，認知症などが原因で徐々に進行するものがあります。

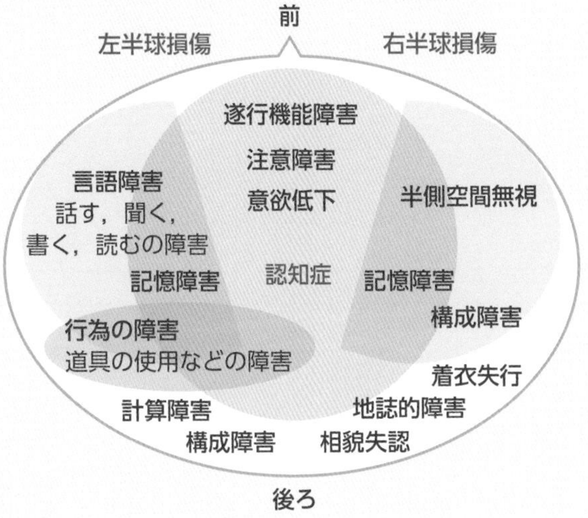

　高次脳機能障害の発症の原因や障害される機能によって，問題となる日常生活の障害や注意点，対応策が異なるため，高次脳機能障害がどのようなものかを知り，その対処方法を身につけ，環境の調整を行うことが大切です。

　家族や職場のスタッフの理解も重要です。可能な範囲で情報の共有と対処法の統一を図りましょう。

**図3-3　脳の部位と高次脳機能障害の模式図**

### 発症の原因による特徴

#### 1) 認知症の人の高次脳機能障害の特徴
・多くは老年期，初老期から発症する。
・症状は徐々に進行する。
・全般的に認知機能が低下する。
・初期では記憶障害などが目立つが進行とともに注意や言語などのその他の認知機能の低下も加わり重度化する。
・症状の進行とともに，うつ症状や意欲の低下などの感情障害，幻覚や妄想などの精神症状が出現しやすい。

#### 2) 脳卒中や外傷，脳腫瘍などによる高次脳機能障害の特徴
・症状は疾患の発症により出現し，症状は緩やかに改善することも多く，悪化し続けることは少ない。
・損傷された脳の部位によって出現する症状が異なる。

【大沢愛子】

主な症状 ──────────

　高次脳機能障害は，日常生活を送るうえでさまざまな支障をきたします。症状への適切な対応や環境調整により，正しい行動を促せる可能性があります。また，症状は一つではなく重複する可能性があります。

**記憶障害**

・物の置き場所を忘れる
・新しい出来事が覚えられない，思い出せない
・同じことを繰り返し質問する

**注意障害**

・集中が続かない
・2つ以上のことを同時に行えない
・周りの音や環境に左右され集中できない

**半側空間無視**

・患側（麻痺があるほう）の壁にぶつかる
・患側に居る人に気付かない
・食事の際に患側のものを残しやすい
・車椅子の患側のブレーキを忘れる

**失行症**

・日常で使い慣れた物品が使用できない
・動作がぎこちなくなる

**遂行機能障害**

・生活の予定や計画を立てることができない
・人に指示してもらわないと何もできない
・約束の時間に間に合わない

**社会的行動障害**

・意欲が低下する
・暴力や暴言がみられたり，性格が変化する
・対人関係がうまくいかない
・社会的なルールを守れない

**失語症**

・言葉が出てこない，言い間違える
・話の内容がわからない
・字が読めない，書けない

### 3-5-2. 普段の生活で気を付けること

　高次脳機能障害がある方へお勧めの対応方法や生活上の工夫を紹介します。症状に合わせて，自身に合ったものを取り入れてみましょう。対応が難しい場合は，かかりつけ医に相談してください。

記憶障害 ─────────

　患者本人と相談しながら覚えやすい方法を見つけていきましょう。
　新しいことは覚えづらいため，以前から行っていた活動をうまく利用していきましょう。

| 生活上の困りごと | 工夫点 |
|---|---|
| 言われたことを<br>すぐに忘れてしまう<br>新しいことを覚えられない | ・カレンダーやスケジュール機能を活用し，大事なことや予定を書き込む習慣をつける<br>・話す内容を簡素化する<br>・言葉だけではなく絵や図で表示する<br>・予定日の日程や時間はなるべく変更しない |
| 日付がわからない | ・毎日，日付と曜日を確認する<br>・カレンダーに印をつける |
| どこに物を置いたか<br>忘れてしまう | ・置き場所を決める<br>・ラベルを付けるなど目につきやすい場所に置く |
| 薬の飲み忘れがある | ・お薬カレンダーを活用する<br>・携帯電話のアラーム機能を活用する |

注意障害 ─────────

　火の消し忘れ，信号の見落としなど日常生活で起こりうることについて，患者本人と一緒に話し合って一つずつルールを決めていくとよいでしょう。

| 生活上の困りごと | 工夫点 |
|---|---|
| 集中が続かない | ・適度に休憩をとる<br>・集中できる環境を整える（静かな環境）<br>・興味のある作業から始める |
| 2つ以上のことを同時に<br>行えない<br>例：料理をしながら食器を洗うことができない | ・1つずつ作業を行う<br>・ルールを決める（作業を行っているときは，他の作業を行わない） |
| 周りの音が気になって作業に集中できない | ・集中できる環境を整える（静かな環境，人の少ない場所，人の動きが見えにくい場所）<br>・簡単な作業から行う |

## （左）半側空間無視

右半側視空間無視の場合は，"左"を"右"へ置き換えてください。

| 生活上の困りごと | 工夫点 |
| --- | --- |
| 左側の食事を食べ残す | ・食器を右側へ寄せて配膳する<br>・途中で食器の場所を交換する<br>・右側を壁にする（右側からの刺激を減らす） |
| 車椅子の左側の<br>ブレーキを忘れる | ・左側のブレーキに目印をつけて目立つようにする<br>・左側のブレーキを先にかけるようにする<br>・「左，右」や「1，2」など，声に出してブレーキがかかっていることを確認する |
| 左側の障害物にぶつかる | ・歩くときは左側から付き添う |
| 左側の袖を通すことを忘れる | ・左側の袖から通すようにする |
| 左の手足の扱いが粗雑 | ・身体失認（手足などへの不注意）を合併してる可能性があります。あらかじめ皮膚を保護したり，アームスリングなどを使用してけがをしないようにしましょう |

## 失行症

上手くできないときは，できない部分だけ少し介助が必要です。
一度失敗すると混乱しやすくなるので，なるべく失敗がないように支援しましょう。

| 生活上の困りごと | 工夫点 |
| --- | --- |
| 道具の使い方がわからない<br>例：歯ブラシの柄を反対に持つ。歯磨き粉の蓋を取らずに歯ブラシにつけようとする。歯磨き粉で歯を磨こうとする | ・介助者が手を添えて一緒に歯磨きをしてみる<br>・持つ位置に印をつける<br>・道具はいつも同じものを使用する<br>・写真やイラストを見ながら行ってみる |
| 一連の流れが行えずに混乱してしまう<br>例：歯ブラシに歯磨き粉をつけ，歯ブラシを口に持っていくことができない | ・一度に使用する道具の数を減らし，単一の物品から行っていく<br>・写真やメモなどを活用し，道具の使い方や順番を目で見てわかるようにしておく |
| 保続（動作を繰り返す）を認める<br>例：一度書いた単語を何度も繰り返し書いてしまう | ・できない部分を手助けしたり促す<br>・動作をいったん止めて深呼吸を促す<br>・指示はできるだけ簡潔にして，「ダメ」，「〜してはいけない」などの言葉は使わないようにする |

## 遂行機能障害

はじめは，手順のメモをみながら一つずつ確認しながら行っていくことをお勧めします。

| 生活上の困りごと | 工夫点 |
|---|---|
| 思いつきで行動してしまう<br>例：夜遅い時間帯に，買い物にでかけてしまう。深夜に友達の家に遊びに行ってしまう | ・予定を書きだしてみる。計画に無理がないか一緒に考える　メモ帳やカレンダーを活用する<br>・優先順位をつけて優先順位が高いものから行動していく<br>・今すべきことをそのつど伝える |
| 自分で計画を立てて行動できない<br>例：10時30分の電車に乗るために10時までに外出の支度をする計画が立てられない | ・手順書を作成し，手順書どおりに行動してみる。難しければ，手順書を一緒に確認しながら，行動を手助けする。<br>・行ったことについてチェックをつけ，目で見てわかるように工夫する |
| 急な予定変更があったとき，必要に応じて修正できない<br>例：急遽，会議が中止となり予定が変更されると，どうしたらよいのかわからなくなり，臨機応変に対応できない | ・深呼吸をし，まずは落ち着くようにする<br>・予定外の事態に陥ったときに「〇〇さんに電話をする」など，どう対処するか事前に決めておく<br>・なるべく急な予定の変更はしない |

## 社会的行動障害

周囲の人は落ち着いて冷静な行動をとるようにしましょう。
薬物療法も効果的です。かかりつけ医に相談しましょう。

| 生活上の困りごと | 工夫点 |
|---|---|
| 些細なことで怒ってしまう | ・けがにつながるおそれのあるもの（ハサミなど）の保管場所に気を付ける<br>・患者本人の表情を見ながら話題を選択する<br>・感情の爆発が起こった際は，話題を変えたり，本人の話を傾聴する。席を外すのも手段の1つ<br>・怒りのきっかけを見つけて，その話題は避けるか，2人きりなど閉鎖的な空間では話さない |
| やる気が出ない | ・興味のある作業から始めてみる<br>・生活のリズムを整えるため1日のスケジュールを一緒に考える |
| 他者とうまく交流できない | ・温和で和みやすい雰囲気を作る<br>・本人の意見を尊重する<br>・症状を理解してもらえるコミュニティーから参加する<br>・交流のある人には症状について説明しておく |

失語症

はじめはうまくいかなくても，少しずつ工夫を重ねることでできることが増えていきます。

| 生活上の困りごと | 工夫点 |
|---|---|
| 薬の管理ができない | ・お薬カレンダーを活用する<br>・1回分をまとめて1袋にする<br>・袋やカレンダーには日付，朝，昼，夜など明瞭で短い言葉を記載するか，絵などで示す |
| どちらがいいのか選択するとき<br>・聞き間違えてしまう<br>・言い間違えてしまう<br>・そもそも聞き取れない | ・言葉だけでなく，見てわかる写真や絵などと一緒に質問し，指差しで答えられるようにする<br>・聞き方を"○・×"で答えられるようにする |
| 約束がうまくできない<br>・聞き間違え<br>・時間の読み誤り | ・約束事はメモにする（メモは短く，なるべく単語で記載する）<br>・時間は時計のアラームを活用する（設定は一緒に行いましょう） |
| 電話が使えない | ・テレビ電話を活用する（姿が見えるため，理解や表出の助けになる） |
| 読む・聞く・話す・書くことが苦手 | ・コミュニケーションノートを活用する |

## コミュニケーションノートの活用方法

　失語症の方は，読む・聞く・話す・書くことが苦手で，それぞれに個人差があります。失語症の方が暮らす世界のイメージは，見知らぬ外国に急に移り住んでいる感じです。知識や経験はそのままもち合わせていますが，言葉のやりとりがうまくいかずに混乱やトラブルを招くことがあります。

　日常生活では，自分の気持ちをうまく伝えられずにストレスが溜まり，人とのやりとりを諦めてしまうことも見受けられます。コミュニケーションを促すには言葉以外の身振り（ジェスチャー）や表情，仕草や指差しなどを活用し，自分にあったコミュニケーションノートを生活に取り入れていきましょう。

　ノートは，自身の生活で高頻度で起こる事象を簡単な言葉と絵の組み合わせで作成しましょう。

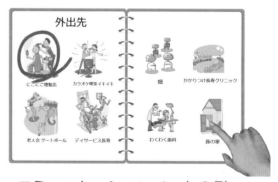

コミュニケーションノートの例

# 3-6 認知症

## 3-6-1. 疾患の特徴

認知症とは ─────────────────────────────────

　認知症の診断基準を**図3-4**[11]に示します。診断にはa～eに示したような認知症としての症状があることが必要です。これらの障害によって以前はあった生活機能や認知機能が低下し，結果として日常生活や社会生活に支障をきたしていることが重要です。逆に，認知機能の低下があっても仕事や日常生活活動に障害がなければ，認知症ではないということになります。このように，認知機能検査の得点だけで認知症かどうかを診断するわけではありません。

**図3-4　認知症の診断基準**

a. 新しい情報を獲得したり思い出したりする機能の障害
b. 複雑な課題を理解したり，取り扱うことが困難 判断力の低下
c. 空間認知機能の障害
d. 言語機能の障害
e. 人格や行動の変化

| 鑑別が必要 | せん妄や明らかな精神疾患ではない |
| --- | --- |

| 確認が必要 | （1）本人と本人をよく知る介護者からの病歴<br>（2）他覚的な認知機能テスト |
| --- | --- |

↓

以前はあった生活機能や遂行機能が低下

↓

普段の仕事や日常生活活動の障害

McKhann GM, et al. Alzheimer's Dement 2011; 7: 263-269. より作成

特徴的な症状 ─────────────────────────────────

　認知症の症状は認知機能の障害と行動・心理症状（Behavioral and Psychological Symptoms of Dementia：BPSD）から成り立っています。

　BPSDでは，行動症状として徘徊，暴言・暴力，不穏・興奮，焦燥，拒絶，無為などが，心理症状としては幻覚，妄想，不安，抑うつなどがみられます。暴言，興奮といった過活動の症状だけでなく，無為や抑うつ，拒食といった低活動の症状もあることに注意が必要です。これらの症状によって生活機能の障害が起こることが認知症の本質です。

　神経変性疾患と呼ばれる「アルツハイマー型認知症」や「レビー小体型認知症」では脳の病理は進行しますが，BPSDは環境の調整，対応上の工夫，対症的な薬物療法などで軽快する可能性があります。

## 1) 認知症のタイプを判断するのは容易でない

　認知症の症状は本人や家族，ときには医療者にとっても理解しにくい面があります。その理由の一つは，記憶障害でも記憶の種類によって障害の程度が異なるという現象です。最近経験した出来事の記憶（エピソード記憶）は強く障害されますが，学習して得た知識（意味記憶）は維持されます。そのため難しい英語の論文は読めるのに5分前に食事をしたことは忘れてしまうということが起こり，家族をとまどわせます。

　また，すべての能力が低下するわけではないという点も重要です。記憶という一つの領域にだけではなく他の能力にもばらつきが生じます。アルツハイマー型認知症で典型的にみられる現象では，近時記憶障害は目立ちますが，言語の能力は保持されます。また見当識のなかでも時間の見当識の障害がもっとも早期におき，場所の見当識や物体の認識は保持されます。この事実からみえてくることは，「低下している能力もあるが残っている能力もある。すべての能力が低下しているわけではない」という点です。これは重度の認知症の人でも確認できる現象です。どうしても低下した能力に目が行きがちですが，「残っている能力はあり，むしろ初期にはほとんどの能力は残っている」ということが重要です。

## 2) 日常生活に支障をきたす遂行機能障害

　あらゆるタイプの認知症に初期からみられる症状に「遂行機能障害」があります。認知症の診断をするうえで重要なのは「日常生活や，社会生活に支障をきたす」という点です。遂行機能障害は，記憶障害や見当識障害，注意障害が複合したより高次の障害と考えられますが，「計画的に段取りよく物事を進める力の障害」と理解するとわかりやすいでしょう。具体的には買い物，入浴，料理，小銭を上手に使う，といった日常的な行為が難しくなり，日常生活への支障が大きくなります。すなわち，認知症の状態が明確になってくることを意味しています。

### 認知症の人の特性

　認知症の人には，①〜④のような特性がみられます。

## ①強い不安のなかにいる

　認知症の人はどのような状況に置かれているのか。あくまで推測にはなりますが，記憶障害があることにより「過去」が消えていき，遂行機能障害によって「未来」も見通せなくなり，「現在」という狭い時間軸のなかで生きていることになるのではないでしょうか。

　認知症の人は過去も未来も見通せない状況のなかで，一見楽天的にみえたり，症状や現状を強く否認したり，取り繕いをみせたりしますが，基本的には強い不安と自信喪失のなかにいると思われます。

## ②症状の現れ方が相手によって変わる

　身近な介護者に対して認知症の症状が強く出るため，介護者を苦しめる特性です。もっとも近くで熱心に介護している家族に辛くあたったり，暴言をはいたりします。

　医療者の前では一番よい状態をみせているので，うっかりすると「こんなにできるなら大丈夫」といってしまいそうになります。しかし，自宅では全く違う状況にあるので，そのことを医療者は理解しておかなければ，家族からの信頼を失うことになります。なお，本人は意識的に

行っているわけでも演技しているわけでもないのですが, 家族にとってはあまりに豹変するため「わざとやっている」と誤解されてしまうこともあります。

### ③正常な部分と認知症として理解すべき部分が混在する

前項の「特徴的な症状」で示した点です。発症の初期から末期まで, 全経過を通してみられる症状です。

### ④感情は比較的保たれているという認識が必要

感情は障害されないわけではありませんが, こわい, いやだという感情は残っています。ただ, 感情を適切に表現できないことがあるので注意が必要です。

上記①～④の特性を踏まえて, 認知症の人と接する際, いたずらな説得や否定は, こだわりや混乱を深める結果となることが多いようです。医療者や介護者が認知症の人や家族に接する基本は「いかに安心を与えるか」に尽きます。ユマニチュードをはじめとする認知症の介護メソッドもすべて基本は不安を与えないことにあります。一見, 異常に見える行動や症状も, ①～④を踏まえて接することで, 何らかの意味がある行動と理解できることがあります。

#### 運動・活動に関する注意

運動や屋外での活動が認知機能によい影響を与えることがわかっています[12]が, 運動習慣のない認知症の人に「運動」を開始してもらうことは容易ではありません。「歩くことはよいことですので, 明日から歩きましょう。」といった抽象的なアドバイスでは実際に歩き始めることは難しいでしょう。たとえば, 家族に「片道10分程度で行ける, 喫茶店, スーパー, コンビニ, 神社仏閣を探してください。」と話し, 認知症の人には「週に2回, そこまで行ってお茶を飲んだり, 買い物をしたり, 神社にお参りをして帰ってきてください。」と説明するのもよいでしょう。歩くときに目的や目的地があれば続けやすく, 人と出会うことによる社会性の回復にも役立つ可能性があります。

【鷲見幸彦】

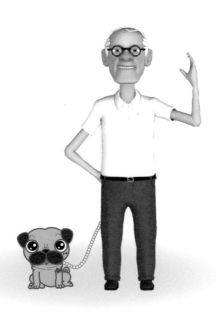

### 進行に合わせた対応

　病気の進行に合わせて生じる症状や生活での活動制限の特徴を理解しましょう。また，認知症の人ができること，家族ができること，社会資源を適切に利用しましょう。

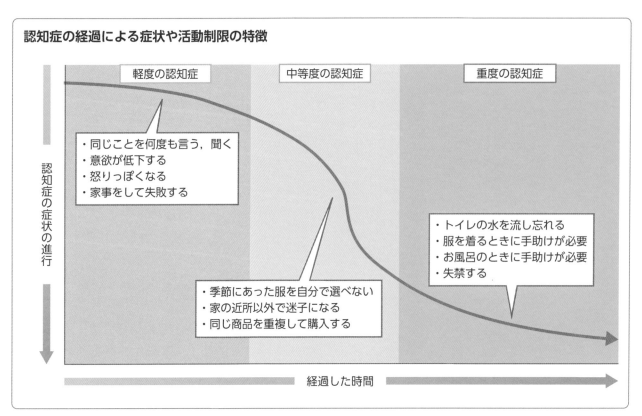

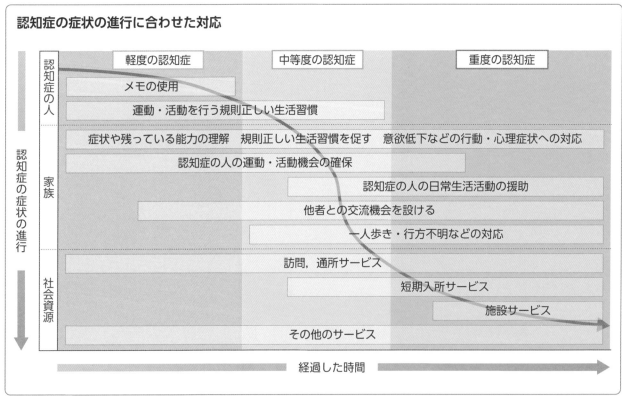

### 3-6-2. 普段の生活で気を付けること

認知症の人にお勧めの対応方法や生活の工夫を示します。症状に合わせて，自身に合ったものを取り入れてみましょう。対応が難しい場合は，かかりつけ医やケアマネジャーなどに相談してください。

#### もの忘れへの対応方法

認知症は，記憶や計画的に段取りよく物事を進める能力などの認知機能の障害が生じることで，活動内容がわからなくなり，結果として日常生活に支障をきたします。

認知症による記憶の低下は改善が難しく，他の手段で補う必要があります。

#### メモ帳の使用を促す 軽度

軽度な認知症の人には，もの忘れに対して，メモ帳やカレンダーを使用する代償手段の活用を促しましょう。その際，長く雑然と文章を書くのではなく，単語や数字で情報量を少なくして書くことが重要です。また，日付や時間を必ず記載するように促しましょう。

> 8月19日
> 18時
> 同窓会
> 会費 3,000円

#### 運動・活動を行うための工夫

#### 残っている能力を活用する 軽度 中等度 重度

認知症の人は，すべてのことができないわけではありません。発症初期では，特に低下している記憶以外の能力はほとんど残っています。症状が進行しても，畑仕事やラジオ体操など昔から行っていた知識は残りやすく，できることは多くあります。家族は，認知症の人に運動や活動を促すために，過去の生活や得意だったことを思い出し，できることを探ることが重要です。

#### 運動や活動の機会を確保する 軽度 中等度 重度

軽度から重度の認知症においても認知機能や日常生活の能力を維持するために，運動や活動を継続的に行うことができるように促しましょう。

運動では，ウォーキングなどの有酸素運動が推奨されています。重度の認知症においても残っている能力を活用して，家のなかでできる筋力トレーニングやストレッチを行ってみましょう。

意欲低下などの行動・心理症状が生じるため，家族が声かけをして行動を促してもできないことがあります。無理強いは逆効果ですが，買い物や墓参りなど，目的があることで，活動できる場合があります。また，単に散歩をしようというのではなく，一緒に目標を決めて運動してみましょう。

#### 失敗しないように援助する 軽度 中等度

何かをするときに，はじめは失敗や戸惑いが多くなります。無理なく認知症の人が始められるように誘導することも大切です。急に新しく何かを学び始めるよりも，ラジオ体操などいままで経験のあること，刺繍や畑仕事などの趣味で活動することを促しましょう。はじめてのことをする場合には，失敗しすぎないよう，できなくなった際には家族が援助するように

しましょう。認知症の人にも多くの能力があるので,時間がかかっても手を出しすぎないように注意しましょう。

## 褒めて継続してもらう 軽度 中等度

　生活に運動や活動を取り入れるため,成功体験を積み重ね,できた部分を家族が具体的に肯定しましょう。たとえば「細かいところまでよく気がついたね。」「丁寧にやってたね。」「がんばったね。」「仕上がりが綺麗だね。」「よい運動になったね。」といった声かけをしましょう。

　また,主介護者である家族の促しのほかにも,第三者である子供や孫,顔なじみの友人,医療従事者などにも協力してもらい,日頃から運動や活動を肯定しましょう。

　さらに,決まった運動を継続することを目的として,「1日6,000歩歩く」,「20分以上歩く」など,具体的な回数や目標を家族が一緒に設定しましょう。

## 日常生活における工夫

### 規則正しい生活を心がける 軽度 中等度

　不規則な生活を行うと日常の生活リズムが崩れ,時間や日付の認識が低下し,重度になると,昼夜逆転になってしまうおそれがあります。できるだけ規則正しい生活を送り,生活リズムを整えましょう。たとえば「3食しっかりと食事を摂る」「日中の活動量を増やし,夜間の睡眠を促す」などの生活習慣を心がけましょう。また,介護保険サービスなども利用しましょう。

### 家庭での役割を確保する 軽度 中等度 重度

　日常で簡単に活動でき,かつ家庭で役割をもてるように掃除や洗濯,皿洗いなど時間を決めて行うように家族が促してみましょう。一連の動作が一人でできなくても,家族と一緒に行うことで,最後までやり遂げることができます。できないところだけを家族が支援し,できるところは本人にやってもらうような適度な支援をしましょう。

|  | できないことの具体例 | できることの具体例 |
|---|---|---|
| 掃除 | 道具の準備ができない | ほうきではく<br>机の上を拭く |
| 洗濯 | 洗濯機の操作を間違える | 物干し竿に干す<br>洗濯物をたたむ |
| 皿洗い | 洗った後の食器を食器棚の定位置に戻すことができない | 食器を洗う |

### 他者との交流機会をもつ 軽度 中等度 重度

　「第1章」の感染症対策(p.13参照)を行ったうえで,なるべく他者と交流することが大切です。感染症対策に関して,認知症の人は理解できない場合もあるので家族が援助しましょう。

　親族や他人との交流機会が脳への刺激や気分転換となります。電話やインターネットを利用すれば,リモートで会話をしたり,顔を見たりもできるので,試してみてはいかがでしょうか。

## 日常生活活動を援助する 中等度 重度

　認知症が進行すると，食事をすること，トイレで用を足すこと，服の脱ぎ着など，日常生活で自分のことを行うことが難しくなってきます。家族は，すべてを援助するのではなく，はじめは声かけで動作方法や手順を促し，それでも困難な際には，動作環境や使用する物品を工夫することで，本人の残っている能力をなるべく活かすよう工夫しましょう。

| | 具体例な内容 | 援助すること |
|---|---|---|
| 食事 | 食べるとむせる<br>食べるペースが早い | 食事前に口の体操をしたり，一口量を少なくする，ゆっくりよく噛んで食べるなどの声かけをしましょう |
| トイレ | 水を流すことを忘れる<br>失禁する | 声かけや貼り紙で援助をしたり，人感センサーを利用しましょう<br>オムツ着用の際は，認知症の人が不快感を感じない柔らかめのパンツタイプがお勧めです |
| 服の脱ぎ着 | 服の前後を逆に着たり，ボタンを留められない | 声かけで援助をしたり，前後がわかりやすく，ボタンのない服を選びましょう |
| 入浴 | シャンプー，リンスがわからない<br>体を洗うことができない | リンスインシャンプーに変更しましょう<br>援助が困難であれば，介護保険サービスでの入浴介助も可能です |

## 1日のスケジュール例

### 軽症から中等度の認知症の人の1日のスケジュール例

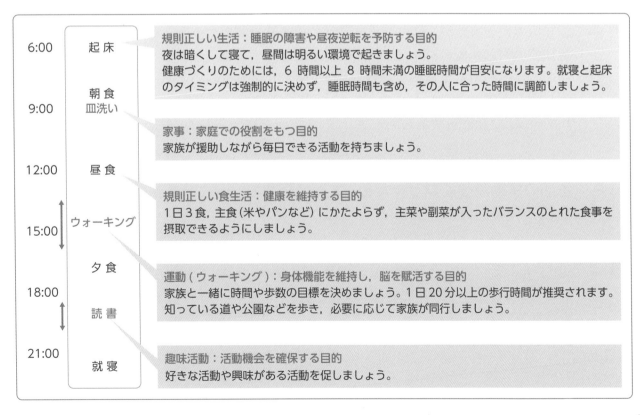

認知症の人と家族のためのサービス ————————————————————

　活動量を上げる,生活のリズムを整える,生活支援を行う,家族の支援を行うことなどを目的とした社会的なサービスとして介護保険サービスがあります。認知症の人に特化したサービスもあるので最適なものを選択しましょう。

　当センター(国立長寿医療研究センター)で認知症の人を対象に行っている「脳・身体賦活リハビリテーション」に一緒に参加している家族から実際にあった生活上での困りごとについて,介護保険サービスなどの提案をした例を以下に紹介します。

## 1)介護保険で活用できるサービス例

**Q1** 自宅で寝ていることが多く,
活動機会を増やすにはどうすればよいですか。　　　[軽度] [中等度]

**A1** 通所介護(デイサービス)や通所リハビリテーション(デイケア)を利用してみてはいかがでしょうか。集団や個別で運動や活動を行う場となり,他の方との交流もできます。施設によって活動内容や職員も違うため,認知症の人と家族が一緒に見学してから気に入った場所をみつけてみてはいかがですか。

**Q2** デイサービスを利用しようと考えているのですが,
認知症の対応をしていただけるか不安です。　　　[中等度] [重度]

**A2** おおむねデイサービスでは,軽度から中等度の認知症の人のケアが可能です。まずは,認知症の人と家族が一緒に施設に見学に行き話を聞いてみましょう。地域によっては,認知症の対応に優れている「認知症対応型デイサービス」があります。他のデイサービスに比べ利用者定員が少ないため,手厚く介護を受けることができ,認知症の人に合わせたケアが受けられます。また,入居を考えている場合,認知症の人の対応に優れている「認知症対応型共同生活介護(グループホーム)」も存在します。

**Q3** 生活の援助が多くなったため,本人の時間も
私(家族)の時間も十分にとることができません。　　　[重度]

**A3** 短期的に施設に入所し,介護・支援が受けられるサービスとして短期入所生活介護(ショートステイ)があります。特別養護老人ホームや介護老人保健施設に併設されている「併設型」であれば実際にその施設でのサービスを受けることができます。他にも施設の入居待ち,家族が急な用事で家を空ける必要がある場合などに使用されることが多いです。

## 2)介護保険以外のサービス例 軽度 中等度 重度

**Q4** 自分の周りの人に,
認知症についての不安を話すことができません。

**A4** 市区町村の多くは,認知症に関する相談窓口を設けています。また,厚生労働省のホームページでは認知症の人と家族会の電話対応窓口の連絡先を公開しています。「第1章」の感染症対策(p.13参照)を行ったうえで,認知症の人やボランティア,専門職のスタッフが集まる「認知症カフェ」で会話することも可能です。

---

**Q5** 運転免許を返納した後,移動手段に困っています。

**A5** 市区町村によって対応は異なりますが,タクシーの料金割引や市内バスの料金免除,バスの無料乗車券の配布などを行っている自治体もあります。他の家族の援助を受けられるかどうかの確認もしてみましょう。

---

**Q6** 散歩の間に行方不明にならないか心配です。

**A6** 市区町村からGPS(人工衛星を利用した位置情報システム)を貸し出している場合があります。介護保険を利用している方であれば福祉器具としてレンタルすることも可能です。また,携帯電話を持っていて,電話に出られない方のために,操作が簡単なものや,自動的に通話可能になる機種もあるので,携帯電話の会社に問い合わせてみてください。

### 3)介護保険サービスの利用に関しての注意点

要介護認定を申請された方は,ケアマネジャーと相談をしましょう。制度の利用・利用額については,地域,市区町村によって異なります。要介護認定を申請された方,詳細を知りたい方は,居住地の市区町村の窓口,事業所に問い合わせしてください。

#### 4）介護サービスを利用した方の1週間のスケジュール例

　いままで紹介した運動や活動に加えて，介護保険サービスを利用し，認知症の人の活動性の向上を目的とした1週間のスケジュール例です。

### 軽度から中等度の認知症の人

| | 月曜日 | 火曜日 | 水曜日 | 木曜日 | 金曜日 | 土曜日 | 日曜日 |
|---|---|---|---|---|---|---|---|
| 6:00 | ラジオ体操 | ラジオ体操 | ラジオ体操 | ラジオ体操 | ラジオ体操 | ラジオ体操 | ラジオ体操 |
| | | | | | | 体温を測る 社会状況の確認 | |
| 9:00 | | | | | | 息子夫婦の家に行く | |
| 12:00 | | デイサービス | デイサービス | デイサービス | | | |
| | | | | | | 孫とトランプかるた | |
| 15:00 | | | | | | | |
| | 買い物散歩 | | 公園散歩 | | 買い物散歩 | | |
| 18:00 | | | | | | 手洗い | |
| | 洗濯 | | 洗濯 | | 洗濯 | | 洗濯 |
| 21:00 | | | | | | | |

**継続した運動・活動機会の確保**
朝や昼は定期的にラジオやテレビで体操が放送されますので，それらを利用して，習慣にしてみましょう。
買い物での移動や近くの公園へのウォーキングなど，目的をもった活動や興味のある活動を中心に，週に数回，運動機会を設けてみましょう。

**感染対策を徹底したうえでの交流機会**
「第1章」の感染症対策（p.13）を参照し，それらを注意したうえ，子供や孫との交流機会が，心地よい刺激や気分転換となるでしょう。

**介護保険サービスでの活動機会の確保**
要介護認定を申請した方は，活動量を上げたり，他者との交流機会を設けるため，介護サービスを取り入れてみましょう。

**家庭内の役割の確保**
家族の家事の習慣や時間に合わせて，本人にできることを提供しましょう。

### 症状が進行した認知症の人

| | 月曜日 | 火曜日 | 水曜日 | 木曜日 | 金曜日 | 土曜日 | 日曜日 |
|---|---|---|---|---|---|---|---|
| 6:00 | | | | | | | |
| 9:00 | | | | | | | |
| 12:00 | デイサービス | デイサービス | デイサービス | デイサービス | | ショートステイ | |
| 15:00 | | | | | | | |
| | 犬の散歩 | | 犬の散歩 | | 犬の散歩 | | |
| 18:00 | | | | | | | |
| | 皿洗い | 皿洗い | 皿洗い | 皿洗い | 皿洗い | | |
| 21:00 | | | | | | | |

**介護保険サービスでの活動・交流機会の確保**
要介護認定を申請した方は，活動量を上げたり，他者との交流機会を設けるため，介護サービスを取り入れてみましょう。特に，在宅で入浴することが困難な場合，デイサービスなどの入浴を利用し，衛生を保ちましょう。

**活動機会の確保**
犬の散歩など，モチベーションにつながる目的をもった活動を中心に，週に数回，運動機会を設けてみましょう。
行方不明などの可能性も考慮し，家族と一緒に行うことを強く推奨します。

**家庭内の役割の確保**
家族の家事の習慣や時間に合わせて，本人にできることを提供しましょう。
皿洗いは，援助は必要ですが，重度の認知症の人でも導入しやすいです。

# 3-7　パーキンソン病

### 3-7-1. 疾患の特徴

パーキンソン病とは ─────────────

パーキンソン病は高齢者に比較的多い神経変性疾患です。なぜこの病気になるかは明らかではありませんが, 主に脳の黒質線条体という場所のドーパミン産生神経細胞が脱落します(図3-5)。

**図3-5　パーキンソン病のドーパミントランスポーターシンチグラフィ**

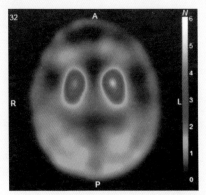

脳血流検査でドーパミン産生神経細胞の減少を確認

主な症状 ─────────────

症状は運動症状と非運動症状に分類されます。運動症状には, 動作緩慢(ゆっくりとした動作になる), 安静時振戦(安静時に手足が震える), 筋強剛(筋肉を伸ばしたときに抵抗感がある), 姿勢反射障害(バランスを崩すと立て直せない)があり, 四大症状といわれます。他にすくみ足や, 姿勢異常, 仮面様顔貌, 小字症, 小声症がみられます。非運動症状としては, 自律神経障害(便秘, 排尿障害, 起立性低血圧), 睡眠障害, 精神症状(抑うつ, 倦怠感など), 認知機能障害, 疼痛などがあります。特定の薬剤や脳梗塞などによってもパーキンソン病に似た症状を呈する場合があります。

治療 ─────────────

薬物療法として, ドーパミンの補充や受容体作動薬, ドーパミン分解阻害薬などを用います。
リハビリテーションでは, 症状に対する訓練として, 合図を利用したものがあります。廊下に等間隔に線を引いたり, メトロノームの音に合わせたり, 「一, 二, 一, 二」と声がけすると歩き出しや方向転換が行いやすくなることがあります。不活動に対する訓練も行います。パーキンソン病では日常的に活動量が減りがちであり, 関節を固くしないためのストレッチや, 筋力を維持するための筋トレ, バランス訓練も重要です。注意点としては, すくみ足や姿勢反射障害があるため転倒しやすいことがあげられます。また, 自律神経障害から起立性低血圧となり, ふらついたり意識を消失したりすることもあります。慢性的な病気であり, 運動や生活指導と合わせて, 手すりの設置や段差解消などの環境整備や, 手の細かい動作を助ける食具の選定などの生活の工夫も大切です。

【尾﨑健一】

経過に合わせた対応

## パーキンソン病の経過

| | 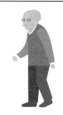 | 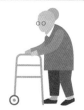 | 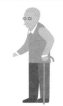 | 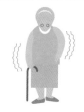 | 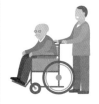 |
|---|---|---|---|---|---|
| 主な症状 | 症状は片側のみで障害はごくわずか | 症状は両側性であるが体のバランスの障害はほとんどない | 方向転換が不安定になり，歩幅が小刻みになる | かろうじて介助なしで起立および歩行することができる | 日常生活に全面的介助が必要で，介助がないかぎり寝たきりあるいは車いす生活状態 |
| 生活での注意点 | ・日常生活は自立して行えます。<br>・できるかぎりこの段階を維持していけるように，散歩や体操，軽スポーツを行うなど活動的な日常生活を送りましょう。<br>・仕事をしている方は継続して行いましょう。 | | ・日常生活に支障が出てきます。<br>・なるべく自分のことは自分で行い，介助は最低限にしましょう。<br>・家庭内での役割をもつことも大切です。<br>・転びやすくなりますので，注意しましょう。 | ・転倒の危険性が高くなります。<br>・介助がしやすい環境整備や歩行補助具の検討をしましょう。<br>・体力が低下してくるので，運動は低負荷，高頻度にしましょう。 | ・できるかぎり座る時間を確保しましょう。<br>・車椅子で外出する機会をもちましょう。 |

> どの段階でも，なるべく体の働きを維持するため，状態に合わせた運動を行いましょう。

## 3-7-2. 普段の生活で気を付けること

活動について

　どの病期にあっても，体力を維持できるように適度な運動を心がけてください。症状が進んでくると，歩き始めに足が出にくくなる，歩いているうちに姿勢が前かがみになる，歩幅が小刻みで早足になってしまうなど，転倒しやすくなるので注意してください。

　歩くことが難しい方は，日中，体調が良ければできるだけ日向で座る時間を確保できるようにしてください。

転倒予防

　転倒予防のため，一般的には，つまづきやすい段差はなくすこと，印をつけて目立たせること，手すりをつけること，歩く場所の床に物を置いたままにしないことなどが推奨されています。リズムに合わせて歩くようにすることも歩行能力の改善に有用といわれています。歩き始めに足が出にくくなる方は，床にテープなどで目印をつけると歩きやすくなることもあるので試してみてください。

服薬について ─────────────────────────────────

　内服管理がきわめて重要な疾患です。薬を飲む時間は自分で変更せず, 必ず医師の指示のもと服用してください。

## 3-7-3. 運動・活動に関する注意

運動するときのポイント ─────────────────────────

1)日内変動(動きやすい時間帯と動きにくい時間帯)がある場合には, 薬の効果が出ている動きやすい時間帯に運動を行ってください。

2)疲れやすいため, 運動を行う際には適宜休憩を入れ, 低負荷・高頻度で運動を実施してください。

3)パーキンソン病を発症すると, 起き上がった直後や立ち上がった直後に血圧が下がりやすくなることがあります。めまいや立ちくらみなどの症状が出ることがあるので, 姿勢を変えるときにはゆっくりと行うようにしてください。

4)バランスが悪くなるので, 転倒しやすくなります。家のなかでも, 足元の荷物やマットなどは片付け, 手すりを持ったり壁を支えにしたりして, 転ばないように注意してください。

パーキンソン病に対する推奨運動 ─────────────────────

　パーキンソン病の方にお勧めの運動メニュー一覧を**表3-4**に示します。体の状態に合わせて, **表3-4**の運動メニューと, 「第2章」の基本運動メニューを組み合わせ, 無理のない範囲で体を動かしてください。1回ですべてのメニューを行う必要はありませんが, なるべくまんべんなく運動を実施してください。体調に変化があるときや, 体に痛みが出るとき, 症状の変動がみられるときなどは, かかりつけ医に相談してください。

**表3-4　パーキンソン病の方への推奨運動一覧**

| 番号 | 運動の種類・内容 | 寝て | 座って | 立って |
|------|------------------|:----:|:------:|:------:|
| 1 | 体幹の回旋 | ● | | |
| 2 | 背中, 肩の伸長 | ● | | |
| 3 | 台の上に足踏み | | | ● |

寝て：寝て行う運動　座って：座って行う運動　立って：立って行う運動

パーキンソン病の方の基本運動メニュー選択時の注意点

◎お勧めの運動メニュー
（1人で座ることが可能な方）

⑪棒体操
(p.26参照)
身体の柔軟性が向上します。

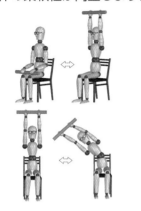

◎お勧めの運動メニュー
（歩くことが可能な方）

⑫つま先立ち
(p.27参照)
ふくらはぎの筋肉を
鍛えます。

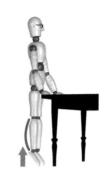

⑭立ち座り
(p.28参照)
基礎体力につながり
ます。安全のため台
などに手を置いて行
いましょう。

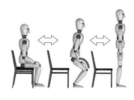

⑮足踏み
(p.28参照)
基礎体力につながり
ます。リズムよく行
いましょう。

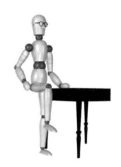

---

**ストレッチ**

**寝て**

**1**

# 体をひねりましょう
上半身から股関節の筋肉を伸ばして，体を柔らかくします

回数
左右**10**秒×**5**セット

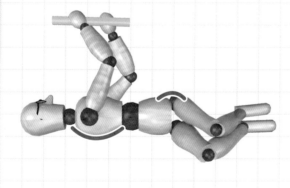

## 手順

- 前かがみの姿勢の予防のために行う。
- 両手で棒などを持って足と反対方向に上半身を回し，ゆっくりと伸ばす。
- 上半身と足をそれぞれ反対に回して同様にゆっくり伸ばす。

## 注意点

- 背中や腰，肩に痛みがある場合は無理して行わないようにしましょう。
- 呼吸は止めずに行いましょう。
- 反動はつけないようにしましょう。

プラスポイント

- 腕を動かした側と反対側の肩甲骨が床から離れるように意識するとよりよいです。

## 2 背中と肩を伸ばしましょう

上半身から肩の筋肉を伸ばして体を柔らかくします

回数
**10**秒×**5**セット

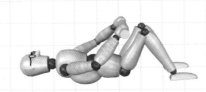

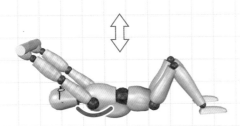

### 手順

- 姿勢の悪化予防のために行う。
- 両手で棒などを持ち，背中（胸の後ろ）に大きめのクッションを入れて仰向けになる。
- ゆっくりと両手をあげられるところまであげる。
- その位置で呼吸は止めず，10秒かけてゆっくり伸ばす。

### 注意点

- 背中や腰，肩に痛みがある場合は無理して行わないようにしましょう。
- 呼吸は止めずに行いましょう。
- ゆっくりと手をあげましょう。
- 膝を立てましょう。
- 脊椎圧迫骨折の経験がある方は，背中を反ることで痛みを強める危険があるので，行わないでください。

### プラスポイント

- 寝ている位置を上下に少しずらして，クッションの当たる位置を変えると背中の伸ばされるところが変わってよりよいです。

---

## 3 台の上に足踏みをしましょう

足と腰全体（特に足の付け根）の筋肉やバランスを鍛えます

回数
**20～30**回

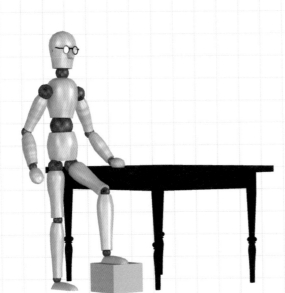

### 手順

- 転倒予防のために行う。
- 足を台の上に乗せて，下ろす。
- 反対の足で同様の運動を行う。
- 左右交互にリズムよく行う。
- 適度な高さの台がなければ，階段の1番下の1段を使用して行ってもよい。

### 注意点

- 机や椅子，手すりなどにつかまって行いましょう。
- 転倒に注意しましょう。
- 背筋を伸ばして行ってください。
- 上半身が傾かないようにしましょう。

# 3-8　正常圧水頭症

## 3-8-1. 疾患の特徴

### 正常圧水頭症の特徴

　脳脊髄液は脳間質液との間で水分と代謝物の交換を行い，リンパ経路を通って頭蓋の外に出ていきます。くも膜下出血後や加齢による変化で脳脊髄液の交換や排出がうまくいかなくなると，脳脊髄液腔（脳室，シルビウス裂，脳底漕）が拡大し，脳が頭頂の方向へ持ち上げられます。MRIやCTでは，脳室とシルビウス裂が拡大し，脳が全体に上内方へ移動して頭蓋骨の内側に押し付けられ，高位円蓋部や大脳半球間裂に沿った脳溝が見えにくくなります（図3-6）。そのように脳脊髄液貯留が起こった人の約半数で歩行障害，認知障害，排尿障害の三兆候が出現します。この病態を正常圧水頭症と呼びます。

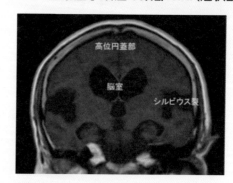

**図3-6　正常圧水頭症の頭部MRI（冠状断）**

高位円蓋部

脳室

シルビウス裂

①脳室が拡大する
②シルビウス裂が開大する
③高位円蓋部の脳溝が見えにくくなる

### 主な症状

　歩行障害は失行失調性と表現され，開脚，小股，すり足が特徴です。すり足になるため少しの段差や傾斜でもつまづくことがあります。歩き出し時や方向転換時のすくみ足や，歩いているうちにだんだん速くなる突進現象は転倒の原因になります（図3-7）。認知機能障害は，意欲低下，遂行機能障害が特徴的とされますが，近時記憶や見当識障害などアルツハイマー病のような症状もみられます。排尿障害は過活動性膀胱症状（頻尿と切迫性尿失禁）が特徴的です。

**図3-7　正常圧水頭症の歩行**

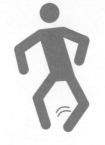 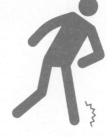

開脚, すり足, 小股　　　すくみ, 突進

### 治療

　治療は細いチューブを身体に埋め込んで脳脊髄液を腹腔や心房に流す脳脊髄液短絡（シャント）手術を行います。

【文堂昌彦】

## シャント手術後の経過と回復に合わせた対応

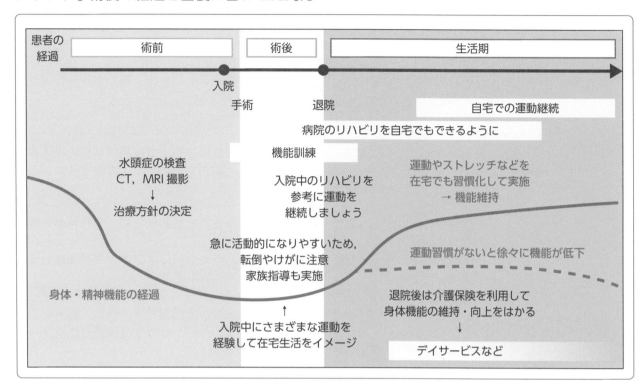

| 患者の経過 | 術前 | 術後 | 生活期 |
|---|---|---|---|

入院

手術　　　　退院

自宅での運動継続

病院のリハビリを自宅でもできるように

機能訓練

水頭症の検査
CT，MRI 撮影
↓
治療方針の決定

入院中のリハビリを
参考に運動を
継続しましょう

運動やストレッチなどを
在宅でも習慣化して実施
→ 機能維持

急に活動的になりやすいため,
転倒やけがに注意
家族指導も実施

運動習慣がないと徐々に機能が低下

身体・精神機能の経過

↑
入院中にさまざまな運動を
経験して在宅生活をイメージ

退院後は介護保険を利用して
身体機能の維持・向上をはかる
↓

デイサービスなど

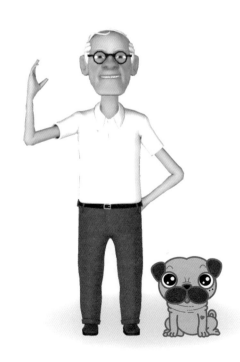

## 3-8-2. 普段の生活で気を付けること

| | |
|---|---|
| ストレッチ・筋力トレーニング | ・小刻みやすくみ足があり，長期間，歩行やバランスに障害が生じていた方は，手術をしても運動の改善に時間を要します。退院した後も焦らず，自宅でのストレッチや筋力トレーニングを継続して実施してください<br>・バランスや歩行に関係する股関節周囲や足首のストレッチ，筋力トレーニングなどを毎日継続して行いましょう<br>・運動前にトイレに行く習慣をつけましょう |
| 着替えや靴の着脱 | ・ズボンの着替えや靴・靴下の着脱で，片足立ちになるような場面は極力控えましょう。なるべくベッドや椅子を準備して，腰かけた安定した状態でズボンや靴下の着脱，靴の脱ぎ履きを行いましょう |
| 歩行開始時 | ・歩き出しの際に足先がつまづいて転んでしまうこともあるため，歩き始める前に足上げや足踏みするなど準備運動をしましょう<br>・特に小刻みでつまづきが起こりやすいため，歩く直前にはアキレス腱伸ばしを行うとよいでしょう |
| 入浴 | ・自宅でもっとも転倒が起こりやすい場所の一つが風呂場です。特に，風呂場での移動や浴槽跨ぎは，床が濡れていて滑りやすいため，しっかり安定した手すりを持ちましょう |
| トイレ | ・トイレも転倒が起こりやすい場所です。トイレでは，手すりや便座を持ちやすい位置・立ち上がりやすい位置に設置して，立ち上がりや方向転換が容易になるように工夫してください<br>・運動前にトイレに行く習慣をつけましょう |
| 階段 | ・廊下や階段には，障害物となるようなものを置かずに，壁や家具，手すりで体を支えるなど安全に気を付けて移動しましょう |

## 3-8-3. 運動・活動に関する注意

運動するときのポイント ─────────────────

1)水頭症になると，歩行が不安定で，立ち上がったときや歩く方向を変えるときにふらついたり転びやすくなります。立って行う運動やバランス練習をする際には，手すりや台，机など安定したものを持って運動してください。

2)歩行やふらつきが原因で，普段から活動量が少なくなっている可能性があります。ややきつい程度の運動もしくは息切れしない範囲で，できるだけ毎日運動を継続し，運動習慣をつけましょう。

3)朝・昼・夕，決まった時間にトイレに行き排尿しましょう。また運動は排泄を済ませてから行うようにしましょう。

正常圧水頭症に対する推奨運動 ─────────────────────

　水頭症の方にお勧めの運動メニュー一覧を**表3-5**に示します。体の状態に合わせて，**表3-5**の運動メニューと，「第2章」の基本運動メニューを組み合わせ，無理のない範囲で体を動かしてください。1回ですべてのメニューを行う必要はありませんが，なるべくまんべんなく運動を実施してください。体調に変化があるときや，体に痛みが出るとき，症状の進行がみられるときなどは，かかりつけ医に相談してください。

**表3-5　水頭症の方への推奨運動一覧**

| 番号 | 運動の種類・内容 | 寝て | 座って | 立って |
|---|---|:---:|:---:|:---:|
| 1 | 太もも上げ | | ● | |
| 2 | 足を横へ上げる | | | ● |

寝て：寝て行う運動　座って：座って行う運動　立って：立って行う運動

正常圧水頭症の方の基本運動メニュー選択時の注意点 ─────────────────

◎　お勧めの運動メニュー

⑥**つま先・かかと上げ**（p.23参照）
足首の筋肉を鍛えます。

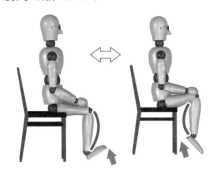

⑪**棒体操**（p.26参照）
身体の柔軟性が向上します。

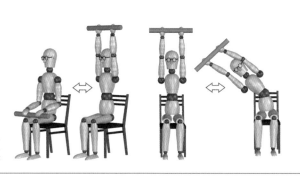

△注意が必要な運動メニュー
立位でバランスを要する運動は転倒の危険性があります。1人では行わずに家族，介助者の見守りのもと行いましょう。安定した机などしっかり持って行いましょう。

⑬**スクワット**（p.27参照）

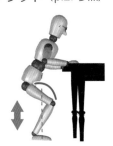

⑮**足踏み**（p.28参照）

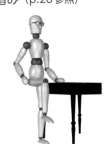

⑯**横歩き**（p.29参照）

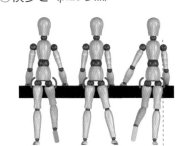

全身運動

座って

## 1 交互に太ももを上げましょう
### 股関節の付け根の筋肉を鍛えます

回数
1分を5回×1日3回

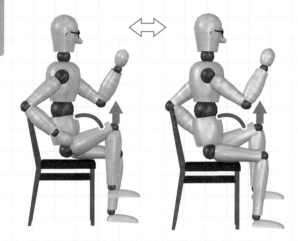

【1】　　　　　　【2】

### 手順

- 【1】で矢印の方向に足を持ち上げ，降ろす。足の付け根を意識する。
- 【2】で反対の足を矢印の方向に持ち上げ，降ろす。
- 【1】，【2】を交互にリズムよく，テンポよく繰り返す。

### 注意点

- 軽く呼吸が早くなる程度のリズム，テンポで行いましょう。
- 腕の振りや体の回旋を意識して大きな動きでゆっくり行いましょう。

立って

## 2 立って足を開きましょう
### お尻の外側の筋肉を鍛えます

回数
左右10回×3セット

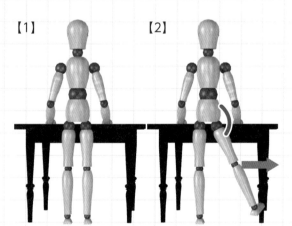

【1】　　　　　　【2】

### 手順

- 【1】真っ直ぐ立ち，机や手すりなど安定したところを掴む。
- つま先は顔の向いているほうに向ける。
- 【2】体は真っ直ぐのまま足を痛みの出ない範囲で20～30cm真横にゆっくり開く。
- ゆっくり戻す。
- 反対側も同様に行う。

### 注意点

- 体を真っ直ぐにして行いましょう。
- 机や椅子を持ち，転倒に注意しながら行いましょう。

プラスポイント

- 足を開く際に，やや斜め後ろに広げるとより効果的です。

# 3-9 慢性硬膜下血腫

## 3-9-1. 疾患の特徴

慢性硬膜下血種の特徴 ―――――――――――――――

　頭蓋骨の裏側には硬膜という膜が固く張り付いています。頭蓋のなかにはくも膜という薄い膜に包まれて脳脊髄液と脳があります。硬膜とくも膜の間を硬膜下腔と呼び，そこに血液がたまる病気を硬膜下血腫といいます。頭部外傷によって脳表の動脈あるいは静脈が破綻して起こるのが急性硬膜下血腫で，死につながることもあります。一方，血管の破綻ではなく硬膜下腔の一部に炎症による固まらない出血が起こるものを慢性硬膜下血腫といいます（図3-8）。

**図3-8 慢性硬膜下血腫の頭部CTスキャン**

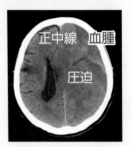

正中線　血腫

圧迫

頭蓋骨と脳の間に血腫があり，脳が圧迫され，正中線が反対側にずれている

主な症状 ――――――――――――――――――――――

　血腫の蓄積はゆっくりで，一定量以上になると，血腫による脳の圧迫で神経症状を起こします。高齢者では脳萎縮があるため頭蓋内圧は上がらず頭痛は起こりにくいですが，圧迫を受けた脳の局所症状をきたすことが多いです。

　主な症状は血腫の反対側の半身麻痺です。麻痺側への転倒を繰り返すと，転倒する半身のみにけがやあざがみられます（図3-9）。

　血腫が左側であれば言葉の神経の圧迫により失語症をきたすことがあり，左側あるいは両側の場合には，認知機能障害が起こりえます。血腫が両側の場合には，歩行や日常生活活動の障害という形で発症するかもしれません。

**図3-9　右慢性硬膜下血腫の症状**

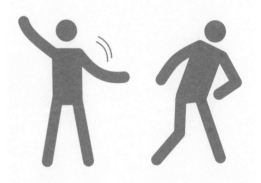

片方だけ腕が　　　片側ばかりに転び，
下がる　　　　　　あざができる

治療 ――――――――――――――――――――――――

　治療は，頭蓋骨に穴をあけて血腫を洗浄します（慢性硬膜下血腫穿頭除去術）。

【文堂昌彦】

## 運動機能の経過

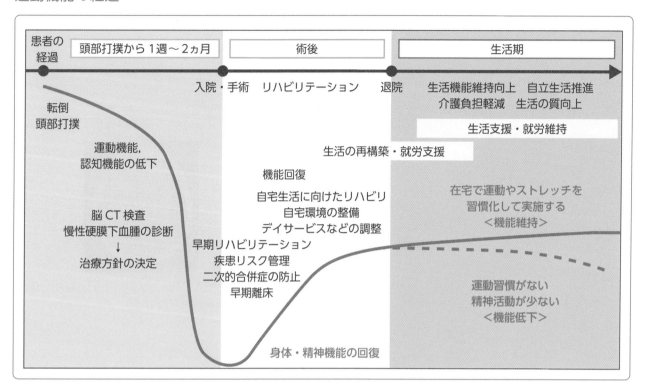

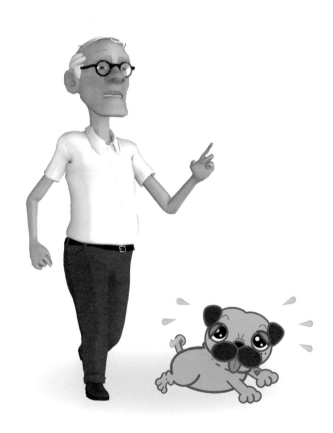

### 3-9-2. 普段の生活で気を付けること

| | |
|---|---|
| 症状が出る時期 | ・転倒して頭を打撲して，しばらく経過した後に，麻痺やバランス能力の低下，認知機能の低下，失禁などさまざまな症状が現れることがあります |
| 歩き方や皮膚の状態の観察 | ・半身麻痺や歩き方がぎこちない，いつも同じ側に転倒してしまう，皮膚の状態を定期的に観察して，半身のけがやあざがあるなどの症状がある場合は，かかりつけ医に相談してください |
| 失語症の可能性を見逃さない | ・言葉が出てこない，話の内容がわからない，字が読めない，書けないなどの症状があれば失語症の可能性が高いです |
| 高次脳機能障害の可能性を見逃さない | ・物の置き場所を忘れる，食事の際に半側のものを残しやすい，計画を立ててものごとを実行できない，ぼんやりしているなどがあれば，記憶力の低下や遂行機能障害，注意機能障害をきたしている可能性が高いです。思い当たる症状がある方は，「高次脳機能障害（p.59）」を参照してください |
| 過度な飲酒は控える | ・飲酒により歩行やバランス能力の低下，判断力の低下を招き，転倒や階段からの転落などのさまざまな事故が引き起こされる危険があります。過度な飲酒は控えましょう |
| 服薬 | ・一般的に血液をサラサラにする薬と説明されていることの多い抗血小板薬や抗凝固薬を飲んでいる方は，出血しやすくなっています。運動を行う前には，かかりつけ医に相談し，転んだりけがをしないように注意してください。もし転倒などにより頭を打撲した場合は必ず医療機関を受診し，画像検査などを受けることをお勧めします |

### 3-9-3. 運動・活動に関する注意

運動するときのポイント ————————————————————

1)普段と違う強い頭痛や吐き気，麻痺の増悪や歩きにくさ，言葉の出にくさなどが出現した際は，症状が悪化している可能性があるため，運動を中止し，かかりつけ医を受診してください。

2)歩行やバランスの不安定さによって，普段から活動量が少なくなっている可能性があります。ややきつい程度の運動もしくは息切れしない範囲で，できるだけ毎日の運動習慣をつけましょう。

3)手足に麻痺がある場合は運動時の転倒には特に注意が必要です。立って行う運動は可能なかぎり家族，介護者の見守りのもとで行いましょう。その際，介護者は麻痺のある側に付き添います。

## 慢性硬膜下血腫に対する推奨運動

　慢性硬膜下血腫の方に特別に限定した運動はありません。基本運動のお勧めの運動メニューを中心に行ってください。無理のない範囲で体を動かしてください。1回ですべてのメニューを行う必要はありませんが，なるべくまんべんなく運動を実施してください。体調に変化があるときや，体に痛みが出るとき，症状の進行がみられるときなどは，かかりつけ医に相談してください。

## 慢性硬膜下血腫の方の基本運動メニュー選択時の注意点

◎ お勧めの運動メニュー

①深呼吸（p.21参照）
深呼吸をして身体を動かす準備をしましょう。

③ふくらはぎ伸ばし（p.22参照）
足を持ち上げる筋肉を鍛えます。

⑥つま先・かかと上げ（p.23参照）
足首周りの筋肉を鍛えます。

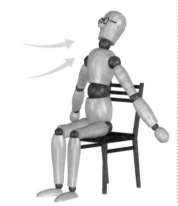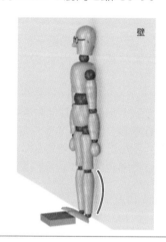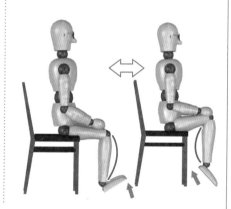

△注意が必要な運動メニュー
立位でバランスを要する運動は転倒の危険性があります。1人では行わずに家族，介助者に見守りをしてもらいましょう。安定した机などをしっかり持って行いましょう。

⑬スクワット（p.27参照）

⑮足踏み（p.28参照）

⑯横歩き（p.29参照）

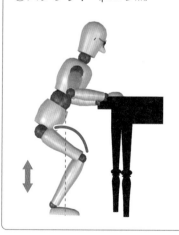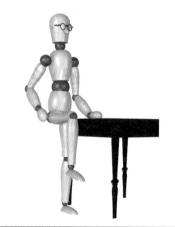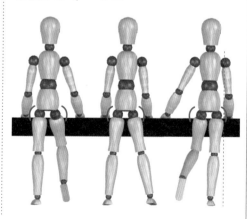

【植田郁恵・上野貴之・神谷武・神谷正樹・小島由紀子・鈴村彰太・谷本正智・松村純】

# 第4章
# 運動器疾患

　「第4章」では，脊椎や脊髄の病気やけがをしたことがある方，骨折をしたことがある方，変形性関節症など現在も何らかの運動器疾患を有する方が，運動機能の改善と体力向上を目的に，自宅で行える基礎的な運動や注意点を紹介します。いろいろな種類の運動を組み合わせ，1日に3回程度，全体で20～60分程度を目安に運動を行ってください。

　運動器疾患を有する場合，手足や腰に痛みがあることも多く，十分な運動ができていないため筋力やバランス能力が低下し，転倒や骨折のリスクが高まります。安全に配慮し，無理のない範囲で運動を継続してください。各運動には目安となる時間や回数を設定していますが，体調に応じて変更しても問題ありません。運動を継続するためには，好きな音楽を聞いたりラジオを聴きながら運動するのもお勧めです。

# 4-1　骨・筋肉・関節の役割

「運動器」という言葉を耳にされたことがありますか？

　普段の生活で私たちは何気なく体を動かし，立ったり座ったり歩いたりしていますが，体を動かす仕組みを運動器と呼び，主な要素は骨，筋肉，関節です。運動器のどこかに障害が起こると，痛みがでたりしてスムーズに体を動かすことができません。

　骨は，硬く，体を支える役割があります。重症の骨折はもちろん，ほんの少し骨にひびが入っただけでも痛みで体を支えることが難しくなります。筋肉は，骨に始まって多くは関節をまたいで別の骨につくので，筋肉が収縮するとテコの原理で関節が伸びたり曲がったりします。すなわち，筋肉は動力源であり，筋肉が力強く収縮すればそれだけ大きな力を生み出すことができますが，筋肉が弱くなるとしっかりとした動作ができなくなります。また，関節が伸びたり曲がったりする角度の大小で，手足や体幹の動く範囲が調節されます（図4-1）。筋肉が傷ついて肉離れのような状態になると，痛みで体が動かせません。スポーツや事故で関節を傷めたり，加齢で関節の軟骨がすり減ったり，関節が変形したりすれば痛みで体をスムーズに動かせなくなります。

　加齢に伴って体を動かす機会が減ってきますが，骨，筋肉，関節は，活動しないと徐々に衰えてしまう性質があるため適度に体を動かすことが大切です。ただし，高齢になるほど，関節のなかでも特に膝関節が変形してきて痛みがでることも多く，そうした状態で無理に歩いたりすれば，関節の炎症が起こり，さらに痛みが強くなることもあるので，運動の方法も注意して行ったほうがよい場合もあります。しかし，上手にトレーニングをすれば筋肉は何歳になっても鍛えることができ，運動器の働き，すなわち運動機能を向上させ，より生活がしやすくなります。

**図4-1　下肢の骨，筋肉，関節**

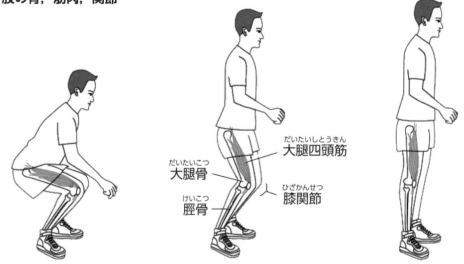

骨は体を支え，筋肉は関節を動かす動力源です。大腿骨や脛骨で体を支えて立つことができ，膝関節を伸ばす力を大腿四頭筋が生み出します。この筋肉の力が弱ると立ち上がりが困難となります。

【松井康素】

## 4-2　ロコモティブシンドローム，サルコペニア

### ロコモティブシンドローム

　ロコモティブシンドローム（ロコモ）は，運動器の障害のために移動能力の低下をきたした状態です。いわゆる足腰が弱った状態で，進行すると要介護になるリスクが高まります。ロコモは，日本整形外科学会が提唱した言葉で，その背景には，介護が必要となる原因として関節の病気や骨折，転倒などの運動器の病気の割合が高いことがあります（**表4-1**）[1]。自立した生活を維持するために運動器の大切さを多くの方に知っていただく必要があり，運動器障害の予防や早期発見・早期治療の重要性を呼びかけることを目指しています。

　ロコモの原因は大きく2つに分けられます。一つは，加齢による立ったり歩いたりする機能の衰え，すなわち活動低下による筋力やバランス力の低下です。もう一つは，運動器の病気で，主なものに，①変形性関節症，②変形性脊椎症（腰部脊柱管狭窄症，頚椎症），③骨粗鬆症（に伴う骨折），④加齢性筋肉減少症（サルコペニア）があります（**図4-2**）[2]。

**表4-1　介護が必要となった主な原因**

| 1 | 認知症 | 24.3% | |
|---|---|---|---|
| 2 | 脳血管疾患（脳卒中） | 19.2% | |
| 3 | 骨折・転倒 | 12.0% | ロコモ 18.9% |
| 4 | 高齢による衰弱 | 11.4% | フレイル 11.4% |
| 5 | 関節疾患 | 6.9% | |
| 6 | 心疾患（心臓病） | 3.3% | |
| 7 | その他 | 8.1% | |

厚生労働省. 2019 年 国民生活基礎調査の概況：介護の状況.
https://www.mhlw.go.jp/toukei/saikin/hw/k-tyosa/k-tyosa19/dl/05.pdfより作表

**図4-2　ロコモティブシンドロームの要素**

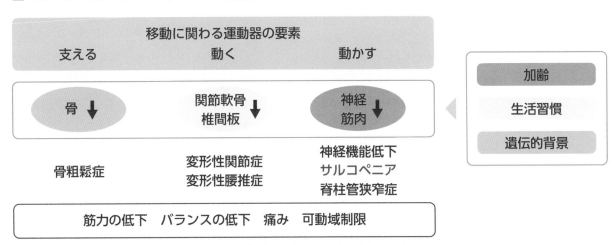

中村耕三. 日老医誌 2012; 49: 393-401. より作成

　サルコペニアは，日本語で「加齢性筋肉減少症」と訳され，提唱された当初は筋肉量の減少が重視されていました。しかし，現在では筋力低下や歩行，立ち上がる力などの身体機能の低下がより重要と考えられています。筋力低下は，将来の骨密度低下を予測する因子とされ，筋力の維持は骨を丈夫に保つ意味でも重要です。また，大腿骨近位部骨折例でサルコペニアが多く合併することも知られており，骨と筋肉が同時に減少してフレイルとなる最たる例です。また，変形性膝関節症では，筋力低下が膝の痛みや機能と関連しています。

　サルコペニアは身体的フレイルやロコモの主な原因ですが，ロコモに含まれるさまざまな病気の基礎的な要因としても大きく影響し，相まってフレイルの連鎖を加速させます。最近では，筋肉の量的な減少だけでなく，筋肉の一部が脂肪になったりするなど，筋肉の質の低下について検討することも重要とされています。

【松井康素】

## 4-3　主な運動器疾患

　運動器疾患は非常に多くの種類がありますが，特に高齢者で多くみられ，不活発に繋がりやすい疾患について説明します。

### 上肢の疾患

#### 1) 肩関節周囲炎

　四十肩，五十肩ともいい，原因は不明で，加齢による組織の変性から肩関節に炎症を生じ，関節包が短縮して症状が生じると考えられています。40〜60代に多く，肩の痛みと運動制限をきたします。痛みは寒冷時や夜間に強く，腕や肘に放散することもあります。急性期には局所の安静や鎮痛薬の内服・注射などで炎症を抑えつつ，肩関節が固くならないないよう運動を行います。

#### 2) 腱板断裂

　加齢や使いすぎ（繰り返す機械的刺激），外傷などを原因として，肩の腱板が断裂した状態をいいます。50代からは転倒して手をついたような場合や，軽い捻挫でも断裂が起こることがあり，特に高齢者ではきっかけなく断裂してしまうこともあります。主な症状は，肩の運動時痛や夜間痛，腕を上げる力の低下です。発症後3週間以上経過すると，断裂した腱につながる筋肉が萎縮することもあります。高齢者では局所の安静や鎮痛薬の内服・注射などの保存療法となることが多いですが，場合よっては手術も検討されます。

### 3）上腕骨近位部骨折

　転倒した際に手を伸ばしてついた場合や，肩をぶつけた場合に起こりやすい骨折です。高齢者，特に女性で骨粗鬆症の方に多くみられます。強い力が加わると，肩の脱臼骨折とあわせて受傷することもあります。運動痛が強く，腕があがらないことがほとんどです。転位（骨のズレ）や骨片数で，手術，保存療法のいずれかの治療法を検討します。保存療法では三角巾とバストバンドで腕を数週間固定します。その場合に問題となるのは，安静・固定による肩関節の拘縮です。そこで，腕を優しく振る肩の振り子運動などを行い，関節の動きを維持します。

### 4）橈骨遠位端骨折

　転倒した際に手のひらをついた場合に起こりやすい骨折です。高齢者，骨粗鬆症の方に多くみられます。橈骨（親指側の骨）だけでなく，尺骨（小指側の骨）の骨折を合併することもあります。局所麻酔下で整復し，ギプス固定することが多く，手術となることもあります。手関節の機能障害やギプス固定による関節の拘縮で，手首や指の動きが制限されます。

## 下肢の疾患

### 1）大腿骨近位部骨折

　大腿骨は太い骨ですが，高齢で骨粗鬆症が進行していると軽く転んだ程度でも部位によっては骨折することがあります。特に，頚部や転子部などでは骨折が起こりやすく，その部位での骨折をまとめて大腿骨近位部骨折と呼びます。高齢者でも全身状態によって手術が選択され，骨折の種類や転位の程度で手術方法は異なります。術後は早期から全荷重歩行（体重をかけて歩く）となることが多く，股関節や手術部位の痛み，股関節周囲の筋力低下を認めやすくなります。人工骨頭置換術を行った場合は，脱臼しやすい姿勢（禁忌肢位）を自覚し，注意することも重要です。

### 2）変形性関節症

　関節の主な役割は，重みを支えることと運動です。加齢による変化や，肥満，過度な運動，けがなどの機械的刺激が増えると，軟骨がすり減り，滑膜に炎症が起こり，次第に骨が変形します。60歳以上では80％以上の人でいずれかの関節に変形が認められます。下肢では，変形性膝関節症の頻度が高く，変形性股関節症も多くみられ，いずれも女性のほうが頻度は高い傾向にあります。

　変形性膝関節症は，初期は立ち上がりや歩き始めに痛みが出ます。日本人ではO脚（両膝が外側にわん曲した状態）が多いため，膝の内側が痛くなりやすく，膝に水が溜まって，膝を曲げ伸ばしできる範囲が狭くなります。保存療法としては，減量や正座を避けるなどの生活指導，膝の周囲の筋力をつけて天然のサポーターとするなどの運動療法，痛み止めや関節注射による薬物療法，装具療法などがあります。関節破壊が進展した場合には手術も考慮されます。

　変形性股関節症は，初期は長時間歩行のだるさや歩き始めの股関節痛などの症状が多く，次第に持続的な痛みとなります。また，足の長さの左右差や臀部の筋力低下で歩きにくくなります。変形が進むと関節の動く範囲が狭くなり靴下履きや足の爪切り，階段の上り下りが難しくなります。保存療法としては，痛み止めの内服や，筋力増強・ストレッチといった運動療法，杖の

使用や減量などの生活指導, 靴などで足の長さの補正を行います。関節破壊が進展すると手術も考慮されます。

## 3) 人工関節術後

　変形性股関節症に対する人工股関節置換術(THA)と, 変形性膝関節症に対する人工膝関節置換術(TKA)が多く行われます。THAの術後は, 手術の方法によって脱臼しやすい姿勢があり, 安全な動作方法を行うように注意する必要があります。たとえば, 臀部側(後方)から手術をした場合は, 股関節の屈曲, 内転, 内旋位(内股で座る動作など)が脱臼しやすく危険です。

### 脊椎の疾患

## 1) 脊椎圧迫骨折

　転んで尻もちをついたりすると, 背骨(胸椎や腰椎)の前方に縦方向に力が加わり潰れることがあり, これを圧迫骨折といいます。尻もちや荷物を持って立ち上がる程度の弱い力で受傷することもあり, 骨粗鬆症と強い関連があります。症状は主に腰背部の痛みで, 特に動こうとすると強い痛みが出ます。さらに骨が潰れるのを防ぐためにコルセットを装着することが多いです。骨折部が不安定な場合には, 脊髄を圧迫して下肢や体幹のしびれ, 麻痺が後から出現することがあり, その際は手術が必要になります。

## 2) 腰部脊柱管狭窄症

　背骨のなかにある神経(脊髄や馬尾, 神経根)の通り道を脊柱管といいます。脊柱管が狭くなることで神経組織の循環不全が起こり, 臀部や足に痛みやしびれを生じます。歩くと症状が悪化し, 休憩したり姿勢を変えたりすると症状が消え再び歩けるようになるという特徴があり, これを間欠性跛行といいます。日常生活指導や薬物療法, ブロック注射などで治療し, 改善が乏しい場合は手術が検討されます。

### 高齢者に多い4つの骨折, 部位別疾患一覧

　高齢者で多くみられる骨折は, 以下の4つです。
・脊椎圧迫骨折:背骨の骨折で, 転倒によって受傷することが多く, 原因が不明な場合もあります。
・上腕骨(近位部)骨折:腕の付け根の骨折で, 転倒の際に手を伸ばして地面についたときに受傷することが多い骨折です。
・橈骨遠位端骨折:手首の骨折で, 転倒した際に手のひらや手の甲をついたときに受傷しやすいです。
・大腿骨(近位部)骨折:太ももの付け根の骨折で, 転倒によって起こることが多いです。

【尾﨑健一】

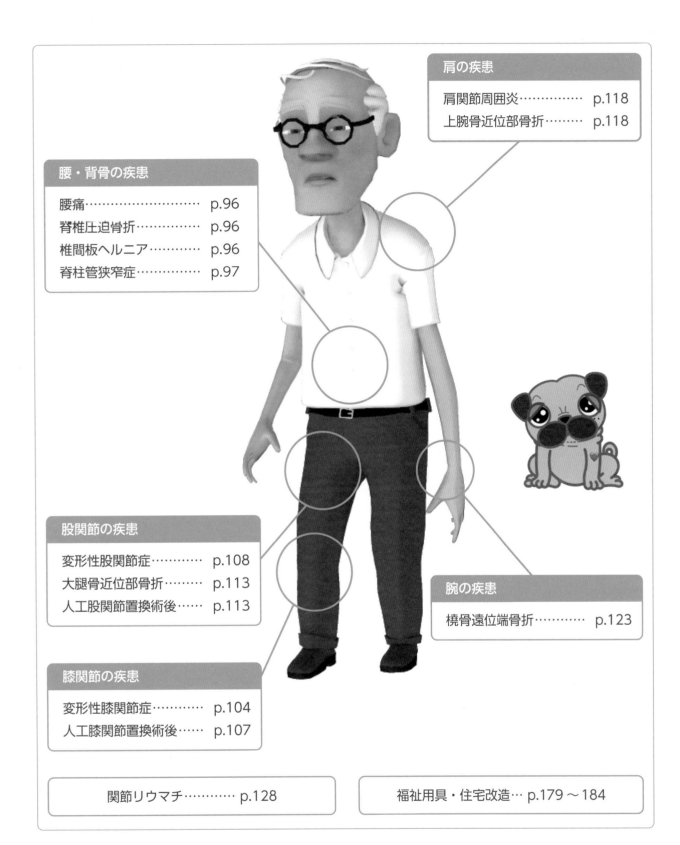

# 4-4　腰痛

## 4-4-1. 腰痛の特徴

　腰痛と肩こりは，男女とも病気やけがなどの自覚症状の第1位，第2位を占めています。腰痛を訴える人は非常に多く，減少する傾向はありません[3]。腰の痛みがあっても，足のしびれなどの神経症状を含まない場合は，「原因が特定できない腰痛」といわれています。腰痛のうち85%[4]は，原因が特定できない腰痛とされており，腰痛体操などを日ごろから行い，腰痛が発生しにくい体づくりが大切です。

### 腰痛を伴う代表的な疾患

### 1）脊椎圧迫骨折（図4-3）

　転倒などで脊椎に力が加わることで椎骨が骨折する疾患です。胸腰椎移行部（第10胸椎～第2腰椎）でもっとも多く，中高年者や骨粗鬆症のように骨強度が低下した人に多くみられます。転倒や転落などの外力によって生じる場合や，受傷の経緯が不明な場合もあります。

　姿勢を変えようとしたときに腰や背中周辺に痛みを感じ，動作が困難な場合もあります。骨折してしばらく経ってから足のしびれや麻痺，痛みが出現することがあるため，骨折後の動作には十分な注意が必要です。

**図4-3　脊椎圧迫骨折のMRI画像**

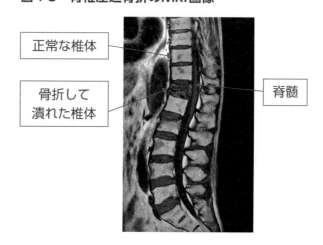

正常な椎体

骨折して
潰れた椎体

脊髄

### 2）腰椎椎間板ヘルニア（図4-4）

　加齢に伴う椎間板の変化や椎間板への負荷により椎間板が突出し，神経を圧迫することで，腰や足の痛みを引き起こす疾患です。第4/5腰椎間，第5腰椎/仙椎間に多くみられます。男性の若年者に比較的多くみられますが，高齢者でもみられることがあります。

　悪化すると膀胱直腸障害（尿がでない，尿がでにくい）や足の麻痺が起こり，手術になることもあります。前かがみの姿勢になったときに発症することが多いため，日常生活から腰に負担のかかる動作に注意する必要があります。

**図4-4　腰椎椎間板ヘルニアのMRI画像**

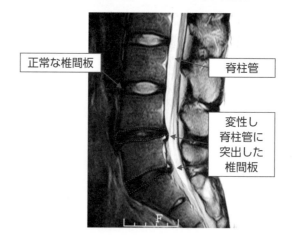

正常な椎間板

脊柱管

変性し
脊柱管に
突出した
椎間板

### 3）腰部脊柱管狭窄症（図4-5）

　先天性，あるいは加齢による変化などの原因で，背骨の骨（脊椎）のなかの神経の通り道が狭くなり，圧迫されることでさまざまな症状を呈する疾患です。第4,5腰椎でもっとも多く，中高年者に多くみられます。

　臀部から足にかけてしびれや痛み，脱力，神経性間欠跛行\*がみられます。

\*神経性間欠跛行：長い時間（数分程度のこともあります）歩くと，しびれや痛みなどの増悪で歩けなくなりますが，しばらく安静（前かがみ姿勢）にして休むと，再び歩行が可能になる症状です。

**図4-5　腰部脊柱管狭窄症のMRI画像**

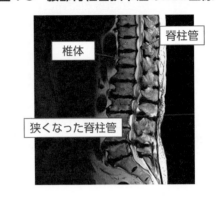

## 4-4-2. 運動・活動に関する注意

運動器疾患に対する運動メニュー利用時の注意点と利用方法 ────

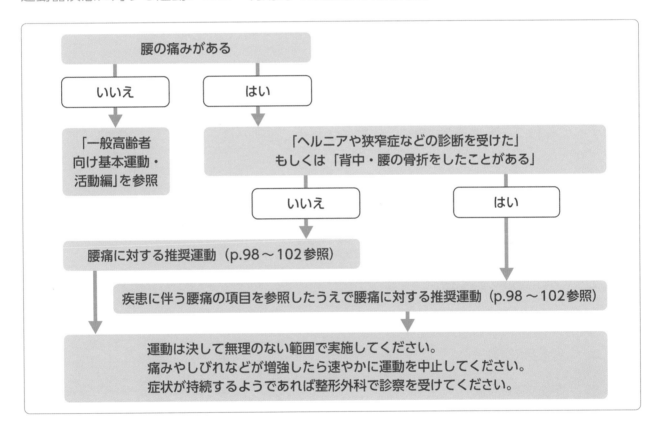

運動するときのポイント ────

　腰痛を引き起こす病気では，共通して体幹の筋力や体の柔軟性を維持することが大切です。病気によって注意事項が異なるので，手術後や，定期的に整形外科を受診するような慢性的な運動器疾患がある場合は，かかりつけ医に必要な運動の種類とやってはいけない運動の種類を必ず確認してください。

## 1）脊椎圧迫骨折

① 腰を曲げたり, ひねることは痛みや再骨折の原因となります。腰への負担を最小限に抑えて生活するためには他の関節の動きを維持する必要があります。そのために体幹の運動だけでなく股関節や膝関節, 足関節の柔軟性を保つ運動も実施しましょう。

② 医師からコルセット着用の指示がある場合は従ってください。

③ 骨粗鬆症の診断を受けている人は特に注意して運動しましょう。臀部や腰への衝撃によって圧迫骨折を生じることがあります。転倒に十分に注意し, 椅子に座るときもドスンと座らないように気を付けましょう。

## 2）腰椎椎間板ヘルニア・腰部脊柱管狭窄症

① 排尿障害がある方, 足の痛みやしびれが悪化する場合は医療機関を受診しましょう。

② 体幹を過度に曲げたり伸ばしたりすると症状が悪化することがあるので, そのような動作は避けましょう。

### 腰痛に対する推奨運動

　腰痛がある方にお勧めの運動メニュー一覧を**表4-2**に示します。これらの推奨運動と,「第2章」の基本運動メニューを, 体の状態に合わせて組み合わせ, 無理のない範囲で行ってください。1回ですべてを行う必要はありません。体調に合わせて運動の量を調整してください。

**表4-2　腰痛に対する推奨運動一覧**

| 番号 | 運動の種類・内容 | 寝て | 座って | 立って |
|---|---|:---:|:---:|:---:|
| 1 | お腹の筋肉を鍛える運動 | ● | | |
| 2 | お腹と背中の筋肉を鍛える運動 | | | |
| 3 | 骨盤, 背骨の動きをよくする | | | |
| 4 | 膝を抱え込む | ● | | |
| 5 | 足を交差させる | ● | | |
| 6 | 足を組む（あぐら） | | ● | |

寝て：寝て行う運動　座って：座って行う運動　立って：立って行う運動

　腰を大きく反ったり, ひねる動作は痛みを増強するおそれがあるため控えましょう。基本運動メニューについても, 腹筋や背筋の運動を誤った方法で行うと腰の負担が大きくなるので注意してください。

◎ お勧めの運動メニュー

①深呼吸
（p.21参照）
ゆっくり自分の呼吸に合わせて
行いましょう。

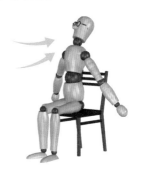

②太もも伸ばし
（p.21参照）
ゆっくり自分の呼吸に合わせて
行いましょう。

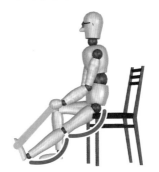

③ふくらはぎ伸ばし
（p.22参照）
ゆっくり自分の呼吸に合わせて
行いましょう。

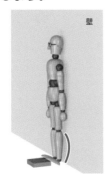

④膝立て
（p.22参照）
左右の足で交互に
ゆっくり行いましょう。

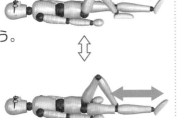

⑬スクワット
（p.27参照）
はじめは軽く膝を曲げる
程度からはじめましょう。

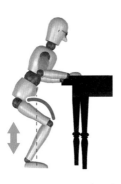

△ 注意が必要な運動メニュー

⑨腹筋練習（p.25参照）
腰が曲がりすぎる場合は，背中と
背もたれの間にクッションなど
を入れたうえで，痛みなく動か
せる範囲で「p.25：⑨お腹に力を
入れましょう」を行いましょう。

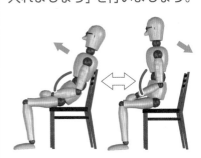

⑩背筋練習（p.25参照）
クッションより上の部分が後ろ
に反らないようにしましょう。

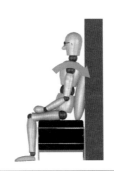

⑪棒体操（p.26参照）
【1】肘の曲げ伸ばしと【2】ばん
ざいのみ行い，腰を反りすぎな
いようにしましょう。

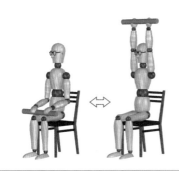

## 1 おへそをのぞき込みましょう
### お腹の筋肉を鍛えます

回数
**20**回

【1】仰向けになる

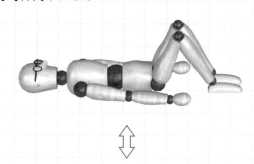

手順

- 【1】足を曲げた状態で仰向けになる。
- 【2】顎を引いておへそをのぞき込むようにする（実際には見えなくても大丈夫）。

【2】顎を引く

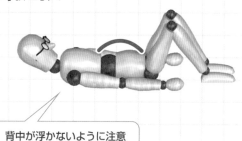

背中が浮かないように注意

### 注意点

- 痛みが出たら中止しましょう。
- 首に痛みや病気のある方は行わないでください。
- 血圧が上がるので，運動中は呼吸を止めないように注意しましょう。

寝て

## 2 四つ這いでバランスをとりましょう
### お腹と背中の筋肉を鍛えます

回数
**20**回

バランス

【1】

【2】

【3】

【4】

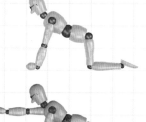

手順

- 【1】床の上で四つ這いの姿勢になる。
- 【2】右手をゆっくり上げて3秒静止してからゆっくり下ろす。次に左手でも同じように行う。
- 【3】右足をゆっくり上げて3秒静止してからゆっくり下ろす。次に左足でも同じように行う。
- 身体は水平に保ち，これを20回行う。

### 注意点

- 手や肩，腰の痛みがあれば中止しましょう。
- バランスを崩しやすいので，左右への転倒に注意し，無理のない範囲で実施しましょう。

プラスポイント

- 【4】バランスをとれる人は右手と左足を同時に上げましょう。

## 3 腰を丸めたり，反ったりしましょう
骨盤，背骨の動きをよくします

回数
5回

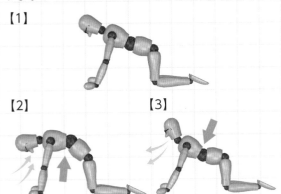

【1】

【2】　　　【3】

手順
- 【1】床の上で手のひらと膝をつけて四つ這いになる。膝はなるべく直角にする。
- 【2】おへそを持ち上げるように腰を丸くします。このとき息は吸いながら行う。
- 【3】おへそを地面に押しつけるように腰を反らす。このとき息は吐きながら行う。
- これをゆっくり交互に5回繰り返す。
- 骨盤の動きを意識する。

<良くない姿勢>
お尻を引きすぎてしまうと腰回りがうまく動きません。膝は直角を保ち，骨盤を意識して動かしてみましょう

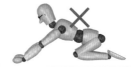 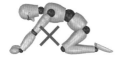

### 注意点
- 腰の痛みが出たら中止しましょう。
- 腰の反らしすぎに注意しましょう。

---

## 4 膝を抱え込みましょう
腰や背中，お尻の筋肉を伸ばします

回数
20秒×3回

【1】

【2】

【3】

手順
- 【1】仰向けで両膝を立てる。
- 【2】片膝を抱えて胸に向かって引き寄せる。
- 【3】腰からお尻にかけてつっぱりを感じたところで20秒程度止める。
- 反対側も同様に行い，これを3回繰り返す。

### 注意点
- 腰の痛みが出たら中止しましょう。

プラスポイント
- 慣れてきたら両膝同時に行いましょう。

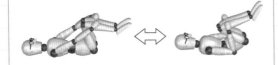

## ストレッチ / 寝て

### 5 左足と右足を交差しましょう
股関節周りの筋肉を伸ばします

回数
20秒×3回

【1】仰向けになる

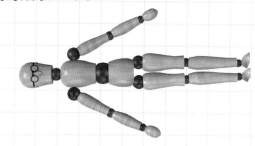

【2】足を交差する

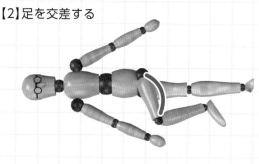

**手順**

- 【1】足を伸ばした状態で仰向けになる。
- 【2】左足を右足の上に乗せる。
- 左足の膝を右側に倒しお尻のあたりがつっぱりを感じたところで20秒程度止める。
- 反対側も同様に，左足と右足を3回ずつ行う。
- 腰から上はひねらないように注意する。

**注意点**

- 腰に痛みが出たら中止しましょう。

---

## ストレッチ / 座って

### 6 足を組みましょう
股関節周りの柔軟性を高めます

回数
20秒×3回

**手順**

- 両方の足の裏をくっつける姿勢をとり，内ももにつっぱりを感じるまで膝を上からやさしく押さえる。
- つっぱりを感じたところで20秒程度止める。これを3回繰り返す。このとき腰が丸まらないように背筋を伸ばす。

**注意点**

- 腰に痛みが出たら中止しましょう。
- 反動をつけて足を抑えないようにしましょう。

**プラスポイント**

- 足をなるべく体に引き寄せましょう。

## 4-4-3. 普段の生活で気を付けること

| | 脊椎圧迫骨折 | 腰椎椎間板ヘルニア | 腰部脊柱管狭窄症 |
|---|---|---|---|
| 起き上がるとき | 体をひねりすぎないように横を向いてから起き上がる<br>上半身の力を利用する | | |
| 立ち上がるとき | 椅子に浅く座り，腰を曲げすぎないように上方向に立つ | | 前にかがみながら身体をしっかりと前に倒す |
| 重い物を持ち上げるとき | 腰を曲げないようにしっかりとしゃがみ込んだ姿勢から，足全体の力を使って持ち上げる<br>ただし，重いものはなるべく持ち上げないようにしましょう | | |
| 靴下を履くとき | 腰を曲げないようにする<br>補助具（ソックスエイド，p.183参照）を使用してもよい | | 長い時間歩く場合は，歩行器や杖を使用するなど腰の負担を減らし，こまめに休憩をとる |
| 歩くとき | 背中が曲がり，身体の重さが腰に集中しないように，背筋を伸ばして歩く | | |
| 座るとき | 「ドスン」と音が鳴らないようにゆっくり座る | 椅子に座っているときは足の裏を床に着けると無駄な力が入りにくい | 椅子の奥まで深く座り背もたれにしっかりもたれる |
| 寝るとき | 仰向けで寝る際はひざ下に，横向きに寝る際は膝の間に枕を挟むと腰の負担が少なくなる | | |

腰が痛いときは楽な姿勢を取りましょう ────────

・リラックスした状態で仰向けになり，足を曲げて枕を足の下に入れます。
・鼻からゆっくり息を吸い，吸った息を「う」の形で口から吐きます。
・好きな音楽を聞きながらリラックスします。心地の良い音楽は痛みを和らげる効果があります。

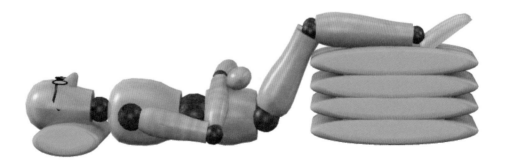

腰の痛みが強いときにこのような姿勢をとることで，痛みが落ち着くことがあります。
それでも痛みが続くようであれば整形外科を受診しましょう。

# 4-5　変形性膝関節症

## 4-5-1. 運動・活動に関する注意

変形性膝関節症に対する推奨運動 ————————————————————

　変形性膝関節症の方にお勧めの運動メニュー一覧を**表4-3**に示します。これらの推奨運動と,「第2章」の基本運動メニューを, 体の状態に合わせて組み合わせ, 無理のない範囲で行ってください。1回ですべてを行う必要はありません。体調に合わせて運動の量を調整してください。

**表4-3　変形性膝関節症に対する推奨運動一覧**

| 番号 | 運動の種類・内容 | 寝て | 座って | 立って |
|:---:|---|:---:|:---:|:---:|
| 1 | 膝の曲げ伸ばし | | ● | |
| 2 | 膝のお皿のストレッチ | | ● | |
| 3 | ボール挟み | | ● | |
| 4 | 立って足を広げる | | | ● |

寝て：寝て行う運動　座って：座って行う運動　立って：立って行う運動

変形性膝関節症の基本運動メニュー選択時の注意事項 ————————————————————

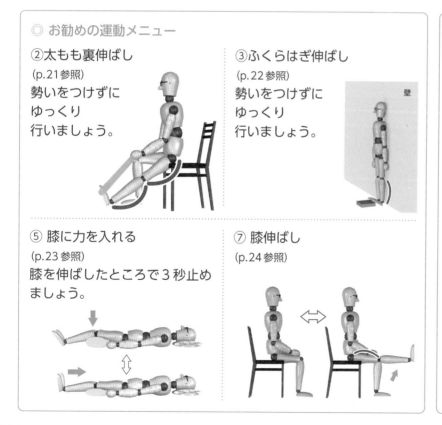

◎ お勧めの運動メニュー

②太もも裏伸ばし
(p.21参照)
勢いをつけずに
ゆっくり
行いましょう。

③ふくらはぎ伸ばし
(p.22参照)
勢いをつけずに
ゆっくり
行いましょう。

壁

⑤ 膝に力を入れる
(p.23参照)
膝を伸ばしたところで3秒止めましょう。

⑦ 膝伸ばし
(p.24参照)

△ 注意が必要な運動メニュー

⑬スクワット　(p.27参照)
体重をかけながら行うため, 膝への負荷が強くなります。痛みが出る場合は中止する, または⑤膝に力を入れる,⑦膝伸ばし, など膝への負担が少ない運動に変更して実施してください。

## 1 膝の曲げ伸ばしをしましょう
膝の曲げ伸ばしをして，関節の動く範囲を保ちましょう

**回数** 各方向 **15**秒×**3**セット

【曲げる】　　　【伸ばす】

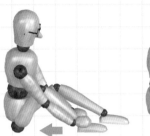 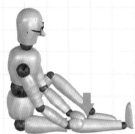

### 手順

【曲げる】
- ベッドの上に座り，軽く膝を曲げる。
- 片方の足首に両手を添える。
- お尻に向かって反動をつけずにゆっくり引き寄せる。
- 最後まで曲げたところで15秒間維持する。
- 反対側も同様に行う。

【伸ばす】
- ベッドの上に座り，片脚を伸ばす。
- 膝の少し上に両手を置き，反動をつけずにゆっくり押しながら膝を最後まで伸ばす。
- 最後まで伸ばしたところで15秒間維持する。
- 反対側も同様に行う。

### 注意点
- 手に力を入れすぎないようにしましょう。
- 膝に痛みが強く出る場合は中止しましょう。

## 2 膝のお皿のストレッチをしましょう
膝のお皿の動きを良くして，関節への負担を減らしましょう

**回数** 各方向 **5**秒×**3**セット

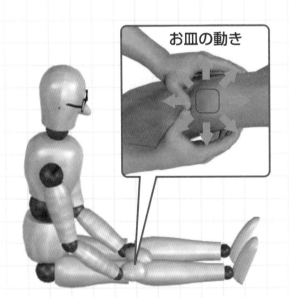

**お皿の動き**

### 手順
- 膝を伸ばして座り，足全体の力を抜く。
- 両手の親指をお皿のふちに当てて，つま先に向かってゆっくり押す。
- 押したところで5秒間止める。
- 上下左右斜めの方向も同じように行う。
- 反対側も同様に行う。

### 注意点
- 膝を少しでも曲げていたり，足に力を入れてしまうとお皿が上手く動きません。足の力を抜いて行いましょう。
- 痛みが出る場合は中止しましょう。

ストレッチ

座って

## 3　足にタオルやボールを挟んで押しつけましょう
ももの内側の筋肉を鍛えます

回数
10回×3セット

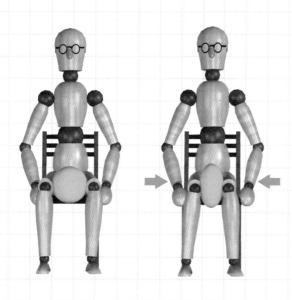

### 手順

- 椅子に腰かける。
- 両手は力を抜いて体の横につける。
- 内ももにタオルやボールを挟み，落とさないようにする。
- 内ももを寄せてタオルやボールをゆっくりとつぶす。
- タオルやボールを落とさないようにゆっくり戻す。

### 注意点

- 太ももに痛みが出る場合は中止しましょう。

### プラスポイント

- 5秒かけて押しつけ，しっかりと押しつけたところで5秒間止め，5秒かけて戻しましょう。

立って

## 4　立って足を開きましょう
お尻の外側の筋肉を鍛えます

回数
左右10回×3セット

【1】　　　　【2】

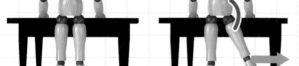

### 手順

- 【1】まっすぐ立ち，机や手すりなど安定したところを掴む。
- つま先は顔の向いている前方に向ける。
- 【2】体はまっすぐのまま足を痛みの出ない範囲で真横にゆっくり開く。
- ゆっくり戻す。
- 反対でも同様に行う。

### 注意点

- 痛みが出る場合は中止しましょう。

### プラスポイント

- 足を開く際に，やや斜め後ろに広げるとより効果的です。

## 4-5-2. 普段の生活で気を付けること

生活の工夫

- ・杖は痛みのない側の手で持ちましょう。
- ・階段の上りは痛くない足から上り，反対の足を揃えましょう。
- ・階段の下りは痛い足から下ろし，反対の足を揃えましょう。
- ・自宅に手すりを取り付け，手で支えることで膝への負担を減らしましょう。

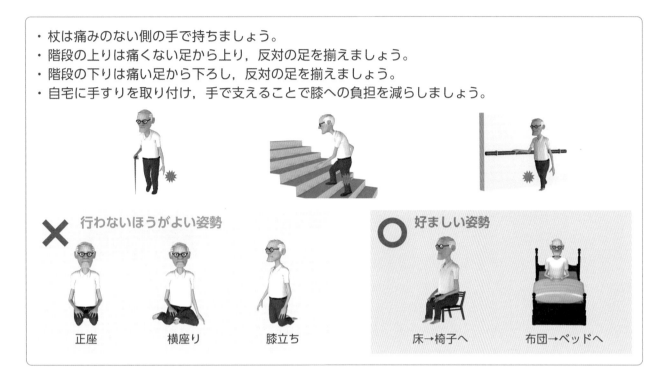

✕ 行わないほうがよい姿勢　　正座　横座り　膝立ち

○ 好ましい姿勢　　床→椅子へ　布団→ベッドへ

## 4-5-3. 人工膝関節置換術とは

　変形性膝関節症やリウマチにより変形した膝関節の骨の表面を削って，人工関節に置き換える手術です。人工膝関節の耐用年数や手術後に膝が曲がる角度，生活上の注意点など，詳細については整形外科医に相談してください。

　人工膝関節を長持ちさせるためには，①適正体重を維持する(肥満は膝を痛めます)，②筋力をつける，③過度に膝への負荷がかかる動作は控える(重い荷物を持ちながら階段を上るなど)，④正座など膝を深く曲げる動作は行わない，⑤床から椅子を使用する生活に変更する，などがあります。

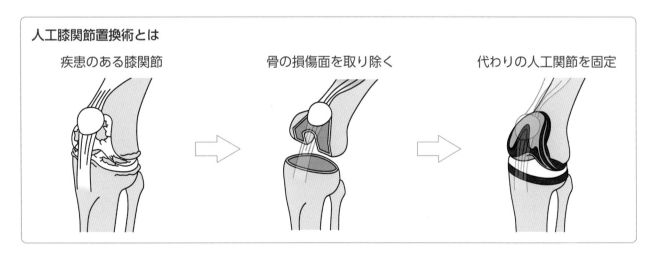

人工膝関節置換術とは

疾患のある膝関節　　骨の損傷面を取り除く　　代わりの人工関節を固定

# 4-6　変形性股関節症

## 4-6-1. 変形性股関節症の特徴

　女性に多い病気で，子供のころの病気や，骨，関節の発育障害の後遺症が主な原因とされています。一方，高齢になると明らかな病気がなくても変形性股関節症を発症することもあります（図4-6）。

　変形性股関節症を悪化させるリスク因子は，年齢や股関節の痛み，軟骨や骨の変形です。これらは股関節に生じるストレスが原因であることがわかっています。股関節周囲の筋力増強や柔軟性を維持することで，これらのストレスは軽減されます。

　変形性股関節症に多くみられる腰を振るような歩行（トレンデンブルグ・デュシャンヌ歩行）は，股関節に大

**図4-6　変形性股関節症のX線画像**

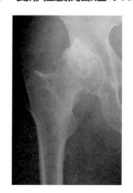

きな負担をかけてしまうため，好ましい歩き方ではありません。そうした歩行の場合は，杖を持って歩くことをお勧めします。また，足を開く運動（p.111参照）には腰を振るような歩行による負担を減少する効果があります。すべての運動が難しい方は，まずはこの運動から行うようにしましょう。

　鏡を見たときに左右の足の長さに差がある，歩いたときに片方の足が沈み込んでしまうなどがある場合には，靴のなかに中敷を1枚増やすなどの捕高も検討しましょう。痛みを強くしない日常的な股関節の使い方を自身で知ることが特に大切です。過体重の場合は，「第6章：生活習慣病」を参考にしたり，栄養士に相談するなどダイエットも考えましょう。
※人工股関節手術を受けた方は，大腿骨骨折術後／変形性股関節症術後／人工股関節置換術後の推奨運動p.114を参照してください。

## 4-6-2. 運動・活動に関する注意

変形性股関節症に対する推奨運動

　変形性股関節症の方にお勧めの運動メニュー一覧を表4-4に示します。これらの推奨運動と，「第2章」の基本運動メニューを，体の状態に合わせて組み合わせ，無理のない範囲で行ってください。1回ですべてを行う必要はありません。体調に合わせて運動の量を調整してください。

**表4-4　変形性股関節症に対する推奨運動一覧**

| 番号 | 運動の種類・内容 | 寝て | 座って | 立って |
|---|---|---|---|---|
| 1 | 股関節ストレッチ | ● | | |
| 2 | 太ももストレッチ | | | ● |
| 3 | 股関節を広げる運動 | | | ● |
| 4 | 膝抱え込み | ● | | |
| 5 | 腹式呼吸 | ● | | |

寝て：寝て行う運動　座って：座って行う運動　立って：立って行う運動

## 変形性股関節症の基本運動メニュー選択時の注意事項

◎ お勧めの運動メニュー

⑤ 膝に力を入れる
（p.23 参照）
膝を押しつけた位置でしばらく止めてみましょう。

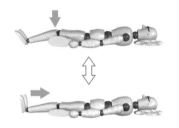

⑦ 膝伸ばし
（p.24 参照）
ゆっくり伸ばして止めましょう。

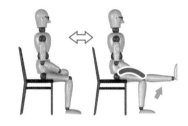

⑧ 太もも上げ
（p.24 参照）
両手をゆっくり前後に振り
ながら行いましょう。

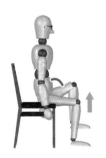

⑭ 立ち座り
（p.28参照）
はじめは椅子にクッションを置くなど高さを調節して行いましょう。

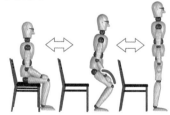

△ 注意が必要な運動メニュー

基本運動メニューには，変形性股関節症で避けなければいけない運動メニューは特にありません。ただし，運動を行った直後や翌日に股関節の痛みや違和感が出現するような場合には運動を中止し，どの運動なら行ってもよいか，整形外科の医師に相談しましょう。
股関節を痛めないためにも，変形性股関節症の特有メニューのストレッチをしっかりと行ったうえで，上記の基本運動からお勧めの運動メニューを実施しましょう。

## 1　左足と右足を交差しましょう
### 股関節周りの筋肉を伸ばします

回数
20秒×3回

【1】仰向けになる

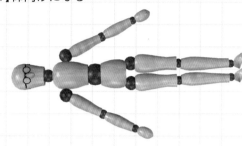

【2】足を交差する

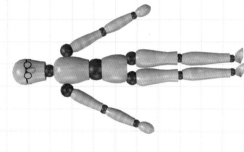

手順

- 【1】足を伸ばした状態で仰向けになる。
- 【2】左足で右足を上から跨ぐ。
- 左足の膝を右側に倒しお尻のあたりがつっぱりを感じたところで20秒程度止める。
- 反対側も同様に行い，これを3回繰り返す。
- 腰から上はひねらないように注意する。

### 注意点

- 痛みが出たら中止しましょう。

## 2　太もも前を伸ばしましょう
### 太ももを伸ばします

回数
左右20秒×3セット

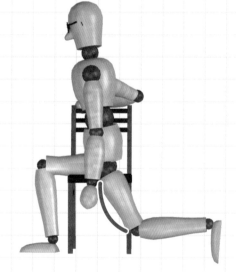

手順

- 右側のお尻と太ももを椅子にかける。右手は安定するように背もたれの上端をつかむようにする。
- 背筋を伸ばしたまま左足を後ろに伸ばす。
- 左足を痛みが出ない範囲で徐々に後ろに伸ばし，その状態で20秒間止める。
- 反対でも同じように行う。

### 注意点

- 痛みが出たら中止しましょう。

### プラスポイント

- はじめは足を開く範囲を小さくし，慣れてきたら大きく開きましょう。

## 3 立って足を開きましょう
お尻の横の筋肉を鍛えます

回数
左右10回×3セット

【1】　【2】

### 手順

- 【1】 まっすぐ立ち，机や手すりなど安定したところを掴む。
- つま先は顔の向いている前方に向ける。
- 【2】 背筋を伸ばしたまま足を痛みの出ない範囲で真横にゆっくり開く。
- ゆっくり戻す。
- 反対でも同様に行う。

### 注意点

- 痛みが出たら中止しましょう。

### プラスポイント

- 足を開く際に，やや斜め後ろに広げるとより効果的です。

---

## 4 膝を抱え込みましょう
背中の筋肉を伸ばします

回数
左右20秒×3セット

【1】

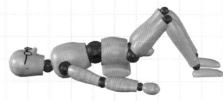

【2】

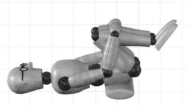

### 手順

- 【1】 枕をお尻の下に置いて仰向けになる。
- 【2】 痛みが出ない範囲で膝を抱え込み，その状態で20秒間止める。
- 膝を顔に徐々に近づけるとさらに効果的。
- ゆっくりと元の位置に足を戻す。

<良くない姿勢>
枕の位置が腰よりも上すぎると背中が反ってしまうため，お尻の下あたりに入れましょう

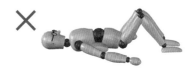

### 注意点

- 痛みが出たら中止しましょう。
- 枕は背中側にいれてしまうと腰が反ってしまうため，お尻側に枕を入れるようにしましょう。

## 5 呼吸筋を鍛えましょう
### 腹式呼吸（呼吸筋を鍛えます）

回数
3〜5分

【1】

【2】

【3】

手順

- 呼吸が落ち着いているときは腹式呼吸の練習をして呼吸筋の働きを高める。
- 【1】横になって軽く膝を曲げ，手は胸とお腹に置く。
- 【2】5秒間鼻から息を吸い，お腹が膨らむのを手で確認する。
- 【3】10秒間お腹の力を抜いてゆっくりと息を吐く。
- お腹が膨らむことを意識し，肩で息をしないようにする。

### 注意点

- お腹の痛みが出たり息切れを感じたら中止しましょう。

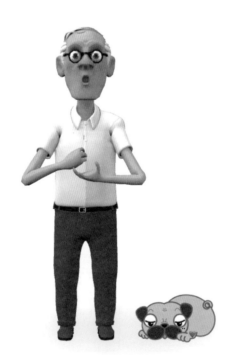

### 4-7-1. 疾患の特徴

　大腿骨の骨折は，骨粗鬆症のために骨が脆くなった中高年以降（60歳以上）に多発します。原因として，転倒が74％，転落が8％で，多くが室内での受傷です。年間10数万人が受傷し，筋力低下などにより術後1年でも屋外を歩くことができるのは約48％です。その結果，寝たきりや閉じこもりなどの社会問題となっています。これらを防ぐためには，股関節周囲の運動はもちろん，全身の筋肉を鍛えることが重要です。2019年の国民生活基礎調査[1]では，転倒・骨折は要介護の原因の第3位となっています。

#### 大腿骨近位部骨折術後の生活上の注意点

　股関節に痛みがある場合は，杖を使用するようにしましょう。杖を使用する場合，痛みのある股関節と反対側の手に杖を持つようにしましょう。

　人工股関節・人工骨頭置換術後（図4-7）は，関節を守るためにさまざまな運動制限が必要です。

**図4-7　術後のX線画像**

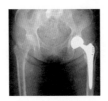
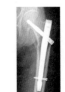

人工骨頭置換術　　　　　ショートネイル手術

### 4-7-2. 人工股関節置換術後

#### 手術の場所を確認しましょう

　人工股関節置換術には，お尻に手術痕がある場合（後方侵入）と股関節の前側方に手術痕がある場合（前側方侵入）があります（図4-8）。手術の方法によって必要な運動や注意が必要な動作の方法が違うため，自分の手術痕がどちらにあるのか確認をしましょう。
※その他の部分に手術痕がある場合や自分の手術方法が不明の場合は手術を受けた病院に確認をしましょう。

**図4-8　人工股関節置換術による手術痕**

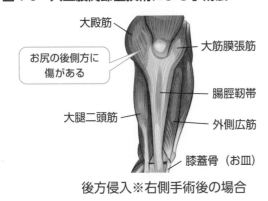

後方侵入※右側手術後の場合　　　　　前側方侵入※右側手術後の場合

## 4-7-3. 運動・活動に関する注意

大腿骨骨折術後／変形性股関節症術後／人工股関節置換術後の推奨運動 ――――

　大腿骨骨折術／変形性股関節症術／人工股関節置換術を受けた方にお勧めの運動メニューを**表4-5**に示します。これらの推奨運動と，「第2章」の基本運動メニューを，体の状態に合わせて組み合わせ，無理のない範囲で行ってください。1回ですべてを行う必要はありません。体調に合わせて運動の量を調整してください。

**表4-5　大腿骨骨折術後 / 変形性股関節症術後 / 人工股関節置換術後の推奨運動**

| 番号 | 運動の種類・内容 | 寝て | 座って | 立って |
|---|---|---|---|---|
| 1 | 立って足を広げる | | | ● |

寝て：寝て行う運動　座って：座って行う運動　立って：立って行う運動

　股関節症の手術には，お尻に手術痕がある場合（後方侵入）と腰の前側方に手術痕がある場合（前側方侵入）があります。お尻に手術痕がある場合（後方侵入）には，立ち座り練習時に股関節を深く曲げてしまうため，脱臼してしまう危険性があります。注意が必要な運動を確認してから運動を行ってください。

人工股関節置換術を受けた方の基本運動メニュー選択時の注意点 ――――

◎ お勧めの運動メニュー

⑤ 膝に力を入れる
(p.23参照)
膝の裏でクッションを押しつぶすようにして，太ももの前側に力を入れましょう。

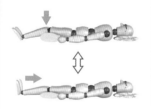

⑦ 膝伸ばし
(p.24参照)
ゆっくり伸ばして止めましょう。

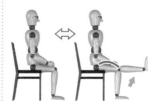

⑧ 太もも上げ
(p.24参照)
両手をゆっくり前後に振りながら行いましょう。

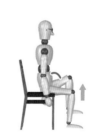

⑬ スクワット
(p.27参照)
太ももを意識しながら，お尻をゆっくり下ろしましょう。

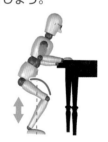

△ 注意が必要な運動メニュー

⑭ 立ち座り
(p.28参照)
※後方侵入で股関節置換術を受けた方は，必ず座布団を入れて股関節を曲げすぎないように運動を行ってください。
（「後方侵入」については p.116 参照）

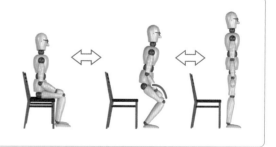

## 1 立って足を開きましょう
### お尻の横の筋肉を鍛えます

回数
左右**10**回×**3**セット

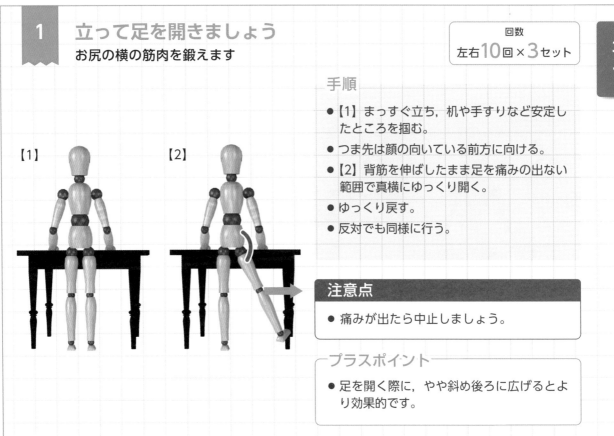

【1】　【2】

手順

- 【1】まっすぐ立ち，机や手すりなど安定したところを掴む。
- つま先は顔の向いている前方に向ける。
- 【2】背筋を伸ばしたまま足を痛みの出ない範囲で真横にゆっくり開く。
- ゆっくり戻す。
- 反対でも同様に行う。

### 注意点

- 痛みが出たら中止しましょう。

プラスポイント

- 足を開く際に，やや斜め後ろに広げるとより効果的です。

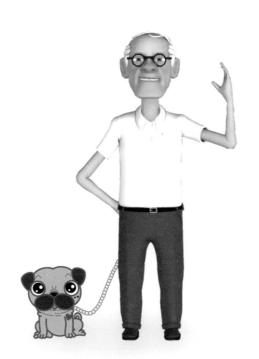

## 4-7-4. 人工股関節置換術を受けた方の生活上の注意点

**後方侵入**で手術を受けた場合に禁止される姿勢や動き

床に座るとき

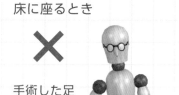
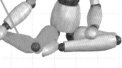
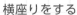

手術した足

手術した足

横座りをする

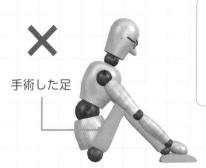

股関節を深く曲げる

> これらの図は，右側の手術後の場合の禁止の動作になります。
> 左側手術後の場合は，左足が上の図と同じような曲がり方をしないように注意しましょう。

### 注意点

● 床や畳に座る際に，図のように横座り，股関節を深く曲げて座るなどは人工股関節・人工骨頭置換術後では，脱臼してしまう場合があるため危険です。

● 座る際にはできるだけ腰掛けを用意して，股関節にかかる負担が少なくなるようにすることが望ましいです。

● もしも床や畳に座る際には，あぐらをかく，もしくは正座をするようにしてください。これらは脱臼しにくい姿勢になります。

椅子に座るとき

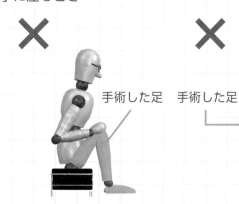

手術した足

低い椅子に座る

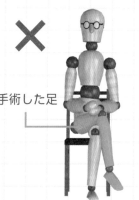

手術した足

足を組む

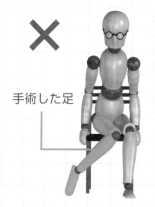

手術した足

前かがみの姿勢になるとき

### 注意点

● 椅子に座る際に，図のように低い椅子に座る，足を組むなどは人工股関節・人工骨頭置換術後では，脱臼してしまう場合があるため危険です。

● 椅子に座る場合には，座面が腰の位置よりも高い椅子に座るようにし，足は組まないようにしましょう。

● 股関節を深く曲げて，内股になるのは危険です。

● 靴の脱ぎ履きや，風呂場で足を洗うとき，床のものを拾うときなどは特に気を付けましょう。

## 前方侵入で手術を受けた場合に禁止される姿勢や動き

右側の手術後の場合

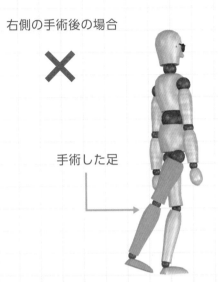

手術した足

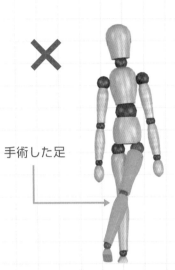

手術した足

### 注意点

- 股関節を深く曲げたり，足が後ろに反って内側に入った状態は脱臼の危険があります。
- 左側手術後の場合は，左足が上の図と同じような曲がり方をしないように注意しましょう。

## 後方侵入・前側方侵入，どちらにも共通して推奨する姿勢や動き

右側の手術後の場合

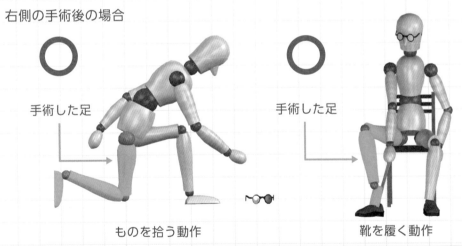

手術した足

ものを拾う動作

手術した足

靴を履く動作

### 注意点

- ものを拾う動作や靴を履く動作の際は，股関節を深く曲げる姿勢になることがあり，人工股関節・人工骨頭置換術後では，脱臼してしまう場合があるため危険です。
- ものを拾う場合，手術した側の膝をついて，図のように行うようにし，靴を履く場合には，椅子に座って股関節が深く曲がらないように長い靴べらを使うようにしましょう。

117

## 4-8　肩関節周囲炎，腱板断裂，上腕骨近位部骨折

### 4-8-1. 上肢の疾患の特徴

#### 1) 肩関節周囲炎

　中年以降（特に50歳以上）に多く，いわゆる四十肩や五十肩といわれます。肩周囲の筋肉や腱，靭帯，関節包，滑液包などの組織が加齢などにより炎症を生じることで，肩の運動時の痛み，夜間のズキズキした痛み，関節の動かしにくさなどの症状が出ます。

#### 2) 腱板断裂

　外傷や加齢により肩関節を動かすインナーマッスルが損傷されます。運動時の痛み・強い夜間痛，肩関節の動かしにくさがあり，断裂すると肩が上がらなくなることもあります。

#### 3) 上腕骨近位部骨折

　腕の骨が肩に近い部分で折れるもので，若い人でもスポーツや強い外傷で生じます。高齢者では転倒に伴うことがほとんどで，骨粗鬆症の高齢女性に多く，比較的軽い外力でも骨折してしまいます。

### 4-8-2. 運動・活動に関する注意

　肩は拘縮（動きが硬くなり動かせる範囲が減る）を起こしやすい関節の一つです。手術や消炎鎮痛などの保存療法とともに肩周囲のストレッチ，肩を安定させる筋力強化が大切です。
　寝るときに痛みがある場合は，痛む肩を上にして横向きで寝たり，腕の下にバスタオルを畳んだものやクッションを挟むようにし，少しでも痛みが和らぐ姿勢を探しましょう。
※安静時に痛みが強いときは，我慢せずに運動を中止し，医師の診察を受けてください。

#### 肩関節・上肢の疾患の方への推奨運動

　肩関節周囲炎・腱板断裂・上腕骨近位部骨折がある方にお勧めの運動メニュー一覧を表4-6に示します。これらの推奨運動と，「第2章」の基本運動メニューを，体の状態に合わせて組み合わせ，無理のない範囲で行ってください。1回ですべてを行う必要はありません。体調に合わせて運動の量を調整してください。

**表4-6　肩関節周囲炎・腱板断裂・上腕骨近位部骨折がある方への推奨運動一覧**

| 番号 | 運動の種類・内容 | 寝て | 座って | 立って |
|---|---|:---:|:---:|:---:|
| 1 | 腕振り | | | ● |
| 2 | 窓拭き | | ● | ● |
| 3 | 腕を横に広げる | | ● | |
| 4 | 腕を内側・外側に動かす | | ● | |
| 5 | 腕を前後に倒す | ● | | |
| 6 | 腕を前後に振る | ● | | |

寝て：寝て行う運動　座って：座って行う運動　立って：立って行う運動

　肩関節の痛みや動かしづらさの原因は肩にあるだけでなく，腰や背中の柔軟性低下による場合もあるため，ストレッチもあわせて行うようにしましょう。

肩関節・上肢の疾患の基本運動メニュー選択時の注意事項 ──────────

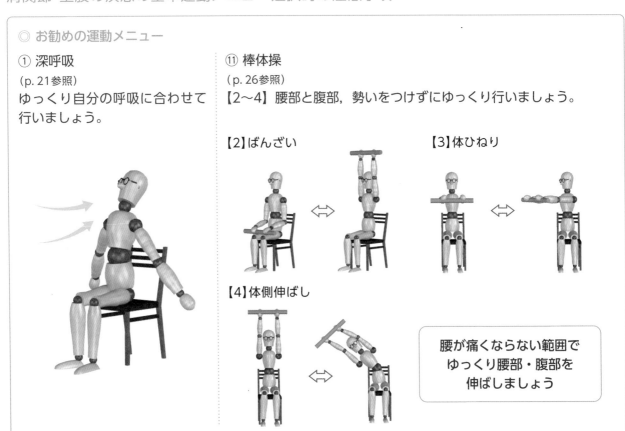

◎ お勧めの運動メニュー

① 深呼吸
（p. 21参照）
ゆっくり自分の呼吸に合わせて行いましょう。

⑪ 棒体操
（p. 26参照）
【2〜4】腰部と腹部，勢いをつけずにゆっくり行いましょう。

【2】ばんざい　　　　　【3】体ひねり

【4】体側伸ばし

腰が痛くならない範囲で
ゆっくり腰部・腹部を
伸ばしましょう

△注意が必要な運動メニュー
基本運動メニューには，肩関節・上肢の疾患で避けなければいけない運動メニューは特にありません。ただし，運動を行った直後や翌日に痛みや違和感が出現するような場合には運動を中止しましょう。

**ストレッチ　立って**

## 1　腕を優しく振りましょう
### 肩関節・肩甲骨周囲の筋肉を優しくストレッチします

回数
20回（[1], [2]の各方向）×3セット

【1】
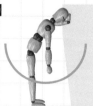

【2】
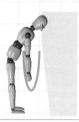

腕に力を入れて振り回さないように。
腕の重みで優しく振りましょう。

**手順**

- 開始姿勢：壁に向かってお辞儀をし, 動きの良い側の腕は壁についた状態で, 運動する側の腕は体の横に垂らす。（※立ってる姿勢が難しい方は, 転倒防止のため椅子に座って両腕を体の横に垂らした状態で, お辞儀をするだけでもよい。）
- 垂らした腕を【1】前後【2】左右に振り子のように優しく振る。

**プラスポイント**

動きの悪い側の腕が90度以上, 上がる場合は, 机などにもたれた状態で, 机の端から運動する側の腕を垂らしましょう。転倒予防のため動きやすい机などは避けましょう。

【1】
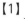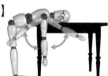

【2】

**注意点**

- 肩に痛みが出たら中止しましょう。

---

**座って　立って**

## 2　窓を拭くように腕を動かしましょう
### 肩関節・肩甲骨周囲の筋肉を鍛えます

回数
20回（左右・上下）×3セット

腕は上がる範囲で行いましょう。
窓をタオルできれいに拭くイメージで
ゆっくり腕を動かしてみましょう。

【1】
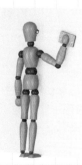

【2】
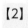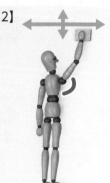

**手順**

- 開始姿勢：【1】肩の力が弱い側の手でタオルを持って壁や窓に向かって立つ。顔回りの範囲で腕を左右・上下方向にタオルを動かす。
- 慣れてきたら【2】肘を伸ばした状態で左右・上下方向に向かってタオルを動かす。
- 【1】,【2】ともに窓拭きをするイメージでタオルを動かす。
- 立った姿勢が難しいときは椅子に座った姿勢で行う。

**プラスポイント**

- 慣れてきたら動かす範囲を広げていきましょう。

**注意点**

- 強い痛みを感じない範囲で腕を動かしましょう。
- 痛みが続く場合は中止しましょう。

## 3 腕を横に広げましょう
### 肩関節を安定させる筋肉を鍛えます

体が横に傾かないように
体はまっすぐにして，腕を動かしましょう。

【1】 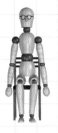  【2】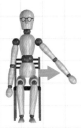

**手順**

- 開始姿勢：【1】背筋を伸ばして椅子に深く座る。
- 運動する側の腕を体の横に垂らし，手の甲を天井に向けた状態で，体から約20cm外側に開くように腕を素早く【2】のように横に腕を上げる。
- ゆっくり【1】の姿勢まで戻す。

### プラスポイント

- 慣れてきて負荷を上げるときは，ペットボトルを持った状態で前・斜め前・横方向に向かって動かしてみましょう。

### 注意点

- 強い痛みを感じない範囲で腕を動かしましょう。

---

## 4 腕を内側・外側に動かしましょう
### 肩関節の周囲の筋肉を鍛えます

肘を体に付けたまま腕を
動かしましょう。

【1】 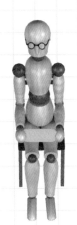  【2】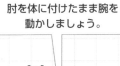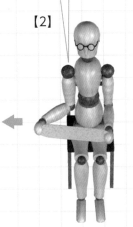

**手順**

- 開始姿勢：背筋を伸ばして椅子に深く座る。【1】タオルやストッキングを持つ。
- 両腕を体の側面につけ，両方の肘は90度を保つようにする。
- 【2】肘を体に固定した状態のまま，運動する側の腕を矢印の方向に向かって動かす。（タオルやストッキングを真横に引っ張るイメージ。）

### 注意点

- 強い痛みを感じない範囲で腕を動かしましょう。

ストレッチ
寝て

## 5　腕を前後に倒しましょう
肩関節の筋肉のストレッチ・肩関節を安定させる筋肉を鍛えます

回数
20回×3セット

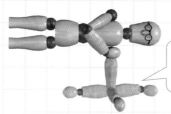

天井に向けた腕を無理のない範囲でゆっくり前後に倒す。

腕がベッドに着きにくい場合は，腕とベッドの間に折り畳んだタオルや枕を挟みましょう。

### 手順

- 開始姿勢：ベッドに仰向けになる。（腰が曲がっている方は，背中〜頭にかけてクッションや枕を挟み背中全体が支えられている状況を作る。）
- 運動する側の腕を90度外に開き，肘は90度に曲げる。
- 開始姿勢を保ったまま前後に腕をゆっくり振るように動かしていく。

運動のコツ：反対側の手で肩が浮いてこないように軽く押さえ，運動する腕は肘が浮かないようにしましょう。

### プラスポイント

- これ以上倒れない位置で5秒程度止めるとストレッチの効果もあります。

### 注意点

- 強い痛みを感じない範囲で腕を動かしましょう。

---

ストレッチ
寝て

## 6　腕を前後左右に振りましょう
肩関節を安定させる筋肉を鍛えます

回数
20回（【1】，【2】の各方向）×3セット

重さは，ペットボトルに入れる水の量で調節できます。まずは何も持たずに肩の動きの感触を確かめましょう。

【1】

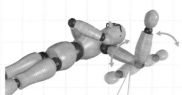

【2】

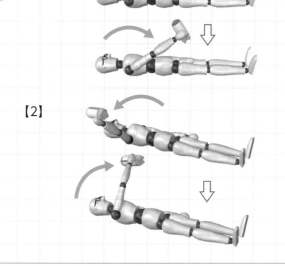

### 手順

- 開始姿勢：ベッドなどに仰向けになる。（腰が曲がっている方は，背中〜頭にかけてクッションや枕を挟み背中全体が支えられている状況を作る。）
- 力の弱い側の腕をしっかり伸ばした状態で，【1】上下・【2】左右方向に弧を描くように動かしていく。
- 運動のコツ：ペットボトルを握っていられる握力がある場合は，ペットボトルを持った状態で【1】上下・【2】左右方向に動かしていきましょう。

### 注意点

- 無理をして肩や肘の痛みが出る角度まで動かす必要はありません。
- 痛みが強く出る場合は中止しましょう。

## 4-9 橈骨遠位端骨折

### 4-9-1. 橈骨遠位端骨折の特徴

　骨粗鬆症になりやすい閉経後の高齢女性に多い骨折で，高齢者の四大骨折（大腿骨近位部骨折，脊椎圧迫骨折，上腕骨近位部骨折，橈骨遠位端骨折）の一つです。

　転倒した際に手のひらや手の甲をついたときに前腕の親指側の骨（橈骨）が折れる骨折です（図4-9）。手のつき方によっては，小指側の尺骨も同時に折れることがあります。

**図4-9　橈骨骨折部位のX線画像**

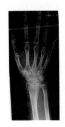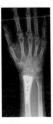

### 4-9-2. 運動・活動に関する注意

　骨折が治った後も，手のひら側の親指・人差し指・中指の半分のしびれ，OKサインをうまく作れない，親指が伸びきらない，痛みが引かない，痛みに過敏，むくみ，皮膚の変色などの症状があれば医師に相談してください。また，その際は，運動や手の使用は控えましょう。

　手の指は拘縮（動きが硬くなり動かせる範囲が減る）を起こしやすい関節の一つです。手術や保存療法とともに，前腕・手首・指のストレッチ，前腕・手首・手のひらの筋力増強が大切です。
※安静時の痛みが強いときは我慢せずに運動を中止し，医師の診察を受けてください。

#### 橈骨遠位端骨折の方への推奨運動

　橈骨遠位端骨折の方にお勧めの運動メニュー一覧を表4-7に示します。これらの推奨運動と，「第2章」の基本運動メニューを，体の状態に合わせて組み合わせ，無理のない範囲で行ってください。1回ですべてを行う必要はありません。体調に合わせて運動の量を調整してください。

**表4-7　橈骨遠位端骨折の方への推奨運動一覧**

| 番号 | 運動の種類・内容 | 寝て | 座って | 立って |
|------|------------------|------|--------|--------|
| 1 | 手首のストレッチ | | ● | ● |
| 2 | 指のストレッチ | | ● | ● |
| 3 | 指の開閉 | | ● | |
| 4 | OKサイン・指の曲げ伸ばし | | ● | |
| 5 | つまみ動作 | | ● | |
| 6 | 手首の上げ下げ | | ● | |

寝て：寝て行う運動　座って：座って行う運動　立って：立って行う運動

ストレッチ

座って

立って

# 1　手首のストレッチをしましょう
手首の関節の動きをよくし，手首〜腕の筋肉をほぐします

回数
10回×2セット

【1】

【2】

手首を体に引き寄せた状態で
ゆっくり息を吐きながら
2〜3秒姿勢を保ちましょう。

## 手順

- 開始姿勢：椅子に座った状態で行う。転落防止のため深く座る。
- 座った状態でストレッチする側の腕を胸の前で肘を伸ばすようにする。
- 【1】手のひらが体を向くように手首を曲げ，反対の手で体のほうに引き寄せる。
- 【2】手の甲が体を向くように手首を曲げ，反対の手で体のほうに引き寄せる。

運動のコツ：ストレッチを行うときは深呼吸しながらゆっくり行いましょう。

## 注意点

- 痛みが強く出る場合は中止しましょう。

## プラスポイント

慣れてきたら手を机につき，前方向に2〜3秒ゆっくりじわっと体重をかけましょう。
さらに，時計表示で10時・2時の方向にも行いましょう。

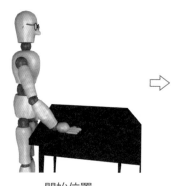

開始位置

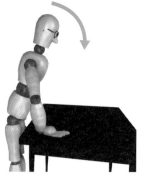

体を使って
体重をかけます

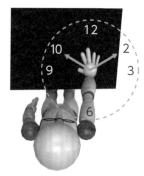

手を中心に10時方向と
2時方向に体重をかけます

## 2 指のストレッチをしましょう
指の関節の動きを良くし，指の筋肉をほぐしましょう

回数
各**20**回×**2**セット

ストレッチ　座って　立って

【1】　　　　　　　　　　　　　　　　　　　　　　　【2】

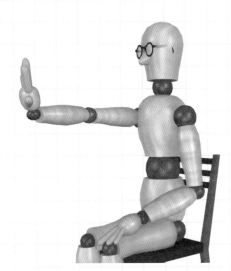

ストレッチをかけた状態で
10秒止めるようにしましょう。

手順

- 開始姿勢：椅子に座った状態で行う。転落防止のため深く座る。
- 座った状態でストレッチする側の腕を胸の前で肘を伸ばす。
- 【1】手の甲が体を向くようにして，反対の手で指を体のほうに引き寄せる。
- 【2】親指から始め，人差し指→中指→薬指→小指の順番に指を変えながらストレッチを行う。
- 運動のコツ：ストレッチを行うときは深呼吸しながらゆっくり行いましょう。

### 注意点

- 痛みが強く出る場合は中止しましょう。

プラスポイント

慣れてきたら手を机につき，前方向に体重をかけながら行いましょう。机についた手の指を反対の手で持ち，ゆっくり天井に向かって上げるようにします。
親指から始め，人差し指→中指→薬指→小指の順番に指を変えてストレッチを行いましょう。

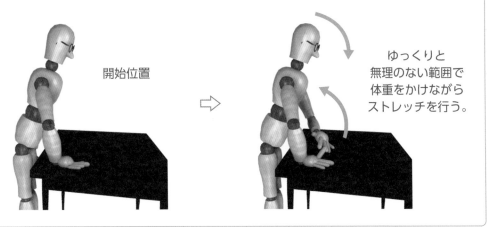

開始位置

ゆっくりと
無理のない範囲で
体重をかけながら
ストレッチを行う。

125

座って

## 3　指の開き閉じをしましょう
手の平の部分の筋肉を鍛えます

回数
20回×3セット

【1】　　　　【2】

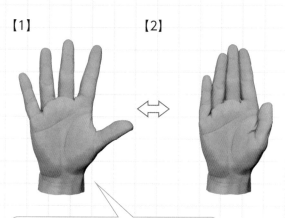

開いたとき，閉じたときに
2〜3秒止めるようにしましょう。

手順

● 指をしっかり伸ばした状態で，大きく指を
開いたり・閉じたりする。
● 運動のコツ：運動の際は大きく・ゆっくり
動かしましょう。

### 注意点
● 痛みが強く出る場合は中止しましょう。

---

座って

## 4　OKサイン・指の曲げ伸ばしをしましょう
手と指の筋肉を鍛えます

回数
各20回×3セット

【1】　　　　【2】

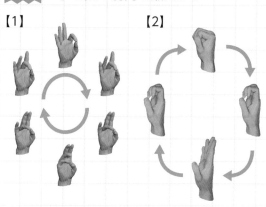

「OKサイン」は
指先同士をつけて
綺麗な丸を作りましょう

手順

● 【1】他の指をしっかり伸ばした状態で，親
指と人差し指・親指と中指・親指と薬指・
親指と小指といったように，親指以外の指
を変えながら指先どうしを付け「OK サイ
ン」を作る。
● 【2】指をしっかり伸ばした状態で，指の先
の関節から順に曲げていき，握り拳を作る。
伸ばしていくときは握り拳から手のひらに
近い関節からゆっくり伸ばす。

### 注意点
● 痛みが強く出る場合は中止しましょう。
● 関節リウマチなどで指の変形がある場合
は，痛みがなく動く範囲内で軽めに行いま
しょう。

プラスポイント

● 「OK サイン」を作ったとき，開いたとき，
閉じたときに 2〜3 秒止めるようにしま
しょう。

## 5 つまみ・外し運動をしましょう
手指の筋肉を鍛えます

回数
各**20**回×**3**セット

**【1】** 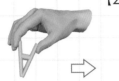　**【2】**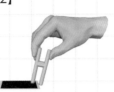

手順

- 開始姿勢：椅子に座った状態で行う。転落防止のため深く座る。
- 【1】洗濯バサミを使用し，親指と人差し指→親指と中指と，指を順番に変えてつまみ・外しの運動を行う。
- 【2】洗濯バサミを外すときには，しっかり洗濯バサミを開いてから外す。

---プラスポイント---

もっと力をつけたい方は，つまみ部分が硬いものを使用するか，手首を手のひら側に倒して行うことをお勧めします。

### 注意点
- 痛みが強く出る場合は中止しましょう。
- 関節リウマチと診断されている方は行わないでください。

---

## 6 手首の上げ下げをしましょう
手首の筋肉を鍛えます

回数
各**20**回×**3**セット

**【1】**① 手の甲が上　②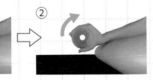

**【2】**① 手の平が上　②

**【3】**　　　親指と人差し指が上
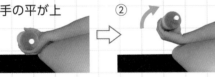

**【4】**親指と人差し指が上
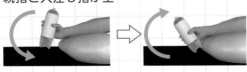

手順

- 開始姿勢：椅子に座った状態で行う。転落防止のため深く座る。机の端や，クッションの上に腕を置き，手首から先が前に出るようにして，ペットボトルを握る。
- ペットボトルが持ちづらい場合は，しっかり握れる棒状の物を使用する。
- 【1】，【2】しっかり手首をクッションに付けたまま曲げ伸ばしを行う。①→②で1回。
【3】手首を左右に倒し往復で1回。
【4】手首を上下に倒し往復で1回。

### 注意点
- 手首の痛みが強く出る場合は中止しましょう。

重さは，ペットボトルに入れる水の量で調節しましょう。

# 4-10　関節リウマチ

## 4-10-1. 疾患の特徴

### 関節リウマチの疫学

　日本のリウマチ患者数は，70万人～100万人ともいわれ，毎年約1万5000人が発症しています。全人口からみた割合は0.5～1.0％で，この割合は海外でもほぼ同じとされており，地域による大きな差はありません。年齢別にみると，30～50代で発症した人が多く，男女比では人口1,000人あたり女性5.4人，男性1.1人と，女性に起こりやすい病気です。最近は，高齢化に伴い，60歳を超えて発症する場合もみられるようになってきました。

### 関節リウマチの原因

　ヒトの体には，細菌やウイルスなどの外敵から身体を守る仕組み（免疫）があります。免疫が異常を起こし，関節を守る組織や骨，軟骨を外敵とみなして攻撃し，壊してしまうのがリウマチです。こうした病気は「自己免疫疾患」と呼ばれ，体質的にかかりやすい人が何らかの原因によって発症すると考えられています。その原因は，まだよくわかっていませんが，細菌やウイルスの感染，過労やストレス，喫煙，歯周病，出産やけがなどをきっかけに発症することもあります[21]。家系内でリウマチが発症することもありますが，強い遺伝性はありません。

### 関節リウマチの治療

　リウマチ治療の中心薬として使用される薬のほか，生物学的製剤，JAK阻害薬という分類の治療薬が登場し，炎症や痛みを抑えるだけでなく，病気の進行を食い止めて関節が破壊されるのを防ぎ，患者さんの生活の質を高める治療ができるようになってきました。現在では，薬物療法を中心に，リハビリテーション，手術，装具などを必要に応じて組み合わせて治療を行うのが一般的です（図4-10）。最新のリウマチ治療では，リウマチの活動性をみながら，寛解あるいは低疾患活動性を目標にして治療を行います。こうした治療法は，「目標達成に向けた治療（treat to target）」とも呼ばれます[22]。

**図4-10　多面的なリウマチ治療とT2T，膝関節置換術後の X 線画像**

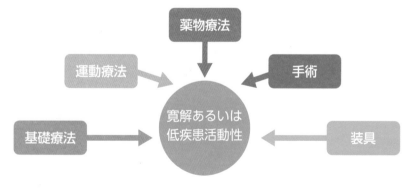

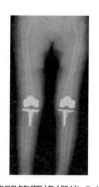

T2T : treat to target

両側の膝関節置換術後のX線画像

体調管理に気を付け, 根気よく治療していく心構えをもちましょう。関節リウマチは, サルコペニアを合併しやすいため, 筋力維持を意識するようにしましょう(**図4-11**)[23]。リウマチ体操を積極的に行うことで, 関節の機能と筋力が維持されます。また, 体調をくずさないように注意し, 十分な睡眠や保温に努め, 栄養バランスのある食事で適正体重を守ることが大切です。骨のためには, カルシウムやビタミンDを積極的に摂取し, 過度な飲酒は控えるなども重要です。

**図4-11 リウマチ患者における年代別サルコペニアの頻度**

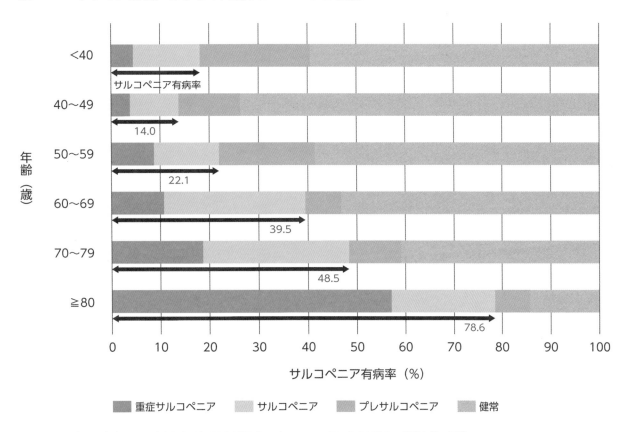

Torii M, et al. Mod Rheumatol 2019; 29: 589-595. Supplementary Fig. 1 より改変, 許諾を得て転載.

## 運動療法に関する注意点

リハビリテーションには, 運動療法, 理学療法, 作業療法, 補助具を使った療法などがあり, これらを通して体の機能を回復していきます。リウマチ体操は, 運動療法の基本で, 理学療法とあわせて毎日行うことが大切です。運動は, ストレスを軽減して免疫力を高め, 関節が固まるのを予防します。無理のない範囲で体を動かしましょう。

リウマチ患者の約80％は足のトラブルを抱えているといわれています。変形してしまった関節に負担をかけないよう, 適切な装具を使用することも重要となります[24]。手指, 足趾などの小さい関節に炎症, 変形がある場合, 負荷をかけることによりさらなる痛み, 変形をきたす場合がありますので, つま先立ちなどは避けるようにしましょう[25]。

【渡邉剛】

## 4-10-2. 運動・活動に関する注意

運動に関する注意事項

　運動する量は，翌日に痛みや疲れを残さない程度を目安にします。はじめのうちは少なめの回数から始めましょう。入浴などで関節を温めた後に運動を行うと，動きやすく，効果的です。体の機能を維持するために，運動やリウマチ体操などを毎日根気よく続けましょう。ただし，関節の痛みや腫れが強い日は，無理をして運動を行わないようにしましょう。心配なときは，どのような運動を行えばよいか，かかりつけの医師に確認してください。

　運動は筋力を鍛えることや機能維持だけが目的ではありません。ストレスを軽くして免疫力を高めたり，関節が固まるのを予防したりする効果もあります。無理のない範囲で，全身の関節を大きく曲げたり伸ばしたりしましょう。

関節リウマチに対する推奨運動

　関節リウマチの方にお勧めの運動メニュー一覧を表4-8に示します。これらの推奨運動と，「第2章」の基本運動メニューを，体の状態に合わせて組み合わせ，無理のない範囲で行ってください。1回ですべてを行う必要はありません。体調に合わせて運動の量を調整してください。

**表4-8　関節リウマチの方への推奨運動一覧**

| 番号 | 運動の種類・内容 | 寝て | 座って | 立って |
|:---:|---|:---:|:---:|:---:|
| 1 | 腕の運動 | | ● | |
| 2 | 指の体操 | | ● | |
| 3 | 股関節の筋トレ | ● | | |

寝て：寝て行う運動　座って：座って行う運動　立って：立って行う運動

◎ お勧めの運動メニュー

⑤ 膝に力を入れる
(p. 23参照)
押した位置でしばらく止めてみ
ましょう。押したところで 5 秒
程度止めてみましょう。

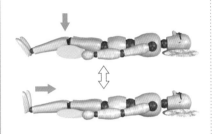

⑥ つま先・かかと上げ
(p. 23参照)
ゆっくりと行いましょう。

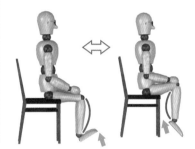

⑦ 膝伸ばし
(p. 24参照)
ゆっくり伸ばして止めましょう。
伸ばしたところで 5 秒程度止め
てみましょう。

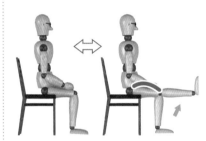

⑧ 太もも上げ
(p. 24参照)
両手をゆっくり前後に振りながら行いましょう。

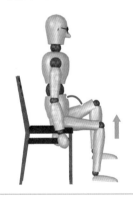

⑨ お腹に力を入れる
(p. 25参照)
勢いをつけずにゆっくり行います。

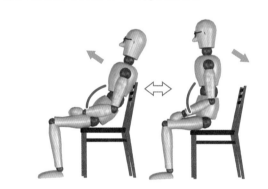

△ 注意が必要な運動メニュー

　つま先や手首などの関節への負担が大きいため，これらの運動は避けましょう。ただし，立ち座り
は生活の基本動作であるため，立ち座りが辛くなったら医師に相談しましょう。

⑫ つま先立ち （p.27参照）

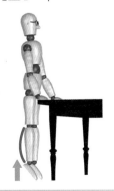

⑬ スクワット （p.27参照）

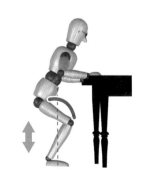

⑭ 立ち座り （p.28参照）

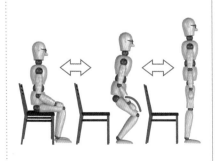

座って

**1** 腕の運動をしましょう
肩と肘を動かす筋肉を鍛え，関節が固まるのを防ぎます

回数
各**10**回

【1】

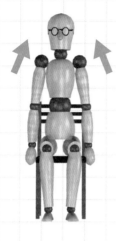 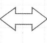 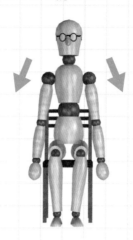

【2】

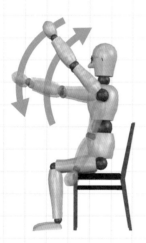

【3】

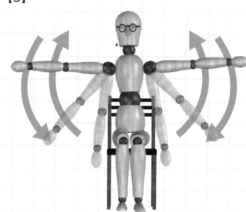

手順

- 開始姿勢：椅子に深く座り，背筋をできる範囲で伸ばす。
- 【1】肩をすくめる運動：リラックスした肩の位置から，ゆっくりと頭の方に向かって肩をすくめる。目一杯の少し手前くらいまですくめたら，ゆっくりと戻す。
- 【2】腕の上下運動（前）：腕を下ろした位置から，ゆっくりと体の前から天井に向かって手をあげる。目一杯の少し手前くらいまですくめたら，ゆっくりと戻す。
- 【3】腕の上下運動（横）：腕を下ろした位置から，ゆっくりと体の横から天井に向かって手をあげる。目一杯の少し手前くらいまですくめたら，ゆっくりと戻す。

**注意点**

- 肩や肘に痛みが出る場合は中止しましょう。

プラスポイント

動かしたり，伸ばしたところで5秒程度止めてみましょう。

## 2 指の体操をしましょう
指の関節が固まってしまうことを防ぎます

回数
3～5秒×5回

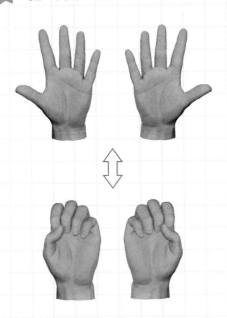

### 手順

- 開始姿勢：椅子に座った姿勢で，両手を机の上や膝の上で軽く広げる。
- 指を軽く開いた状態から，ゆっくりと握り拳のように指を曲げる。
- 指を曲げた位置で 3～5 秒止める。ゆっくりと開いていき，目一杯の少し手前まで開いたら 3～5 秒止める。

### 注意点

- 握るときは，力を入れすぎないように注意し，柔らかく優しく行いましょう。
- 手首や指に痛みが出るときは中止しましょう。

入浴後など，関節を温めた後などに行うと，より広い範囲での運動ができるようになります。

## 3 股関節を鍛えましょう
股関節まわりの筋肉を鍛え，関節が固まることを防ぎます

回数
左右各 10回

【1】

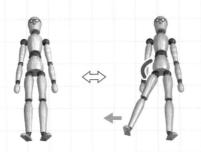

【2】

### 手順

- 開始姿勢：ベッドに仰向けになる。
- 【1】足を開く運動：膝はなるべく伸ばしたまま，片足ずつ外側へ開く。目一杯の少し手前までゆっくりと開いたら，元の位置へゆっくりと戻す。左右交互に行う。
- 【2】足を曲げる運動：足を楽に伸ばした姿勢から，ゆっくりと膝をお腹の方向へ近づける。目一杯の少し手前まで近づけたら，元の位置へゆっくりと戻す。左右交互に行う。

### 注意点

- 股関節や膝に痛みが出る場合は中止しましょう。

プラスポイント

- 股関節と膝関節を曲げた状態で5秒ほど止めてみましょう。

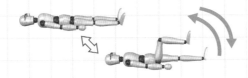

133

## 4-10-3. 普段の生活で気を付けること

姿勢や動作の工夫

● 日常の動作のひとつひとつにおいて，関節の保護を心がけましょう

　首や手首，指先，足首といった比較的小さな関節は，体重の負担を受けやすく，関節の痛みや変形をきたす場合があります。以下のような動作の工夫を行いましょう。

　普段の生活で活用できる補助具や福祉用具については，「第7章」でまとめていますので，参考にしてください。

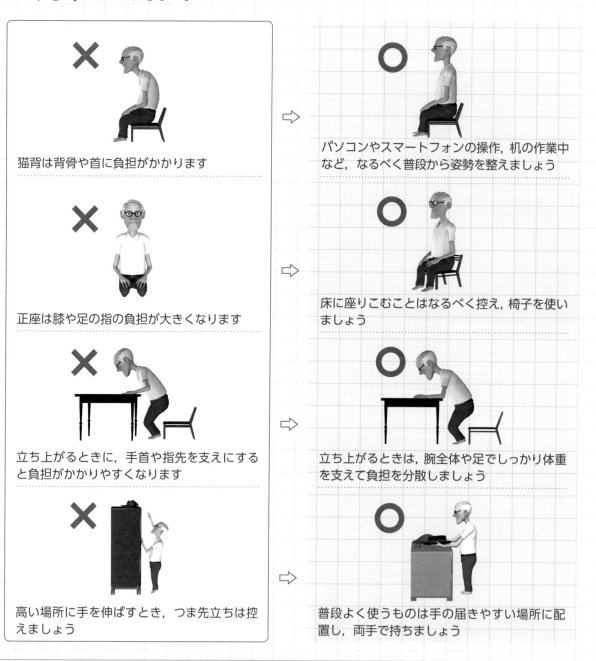

猫背は背骨や首に負担がかかります

パソコンやスマートフォンの操作，机の作業中など，なるべく普段から姿勢を整えましょう

正座は膝や足の指の負担が大きくなります

床に座りこむことはなるべく控え，椅子を使いましょう

立ち上がるときに，手首や指先を支えにすると負担がかかりやすくなります

立ち上がるときは，腕全体や足でしっかり体重を支えて負担を分散しましょう

高い場所に手を伸ばすとき，つま先立ちは控えましょう

普段よく使うものは手の届きやすい場所に配置し，両手で持ちましょう

【岩瀬拓・太田隆二・白本健太・塚本桃菜・中尾優人・牧賢一郎・山中勇二】

# 第5章

# 呼吸器疾患

　「第5章」では，肺や気管支の病気によって呼吸困難や息切れの症状がある方に対して，呼吸機能の改善や体力の向上を目的に，自宅にいる間も身体の機能を維持するための基礎的な運動や注意点を紹介します。いろいろな運動を組み合わせて，1日に3回程度，休みをいれながら全体で20〜60分程度を目安に運動を行ってください。

　疾患の状態によっては運動が勧められない場合もありますので，運動を行う前にはかかりつけ医と相談しながら実施してください。

　各運動には目安となる時間や回数を設定していますが，体調に応じて変更しても問題ありません。運動を継続するためには，好きな音楽を聞いたりラジオを聞きながら運動するのもお勧めです。

## 5-1　呼吸の役割と呼吸器

### 5-1-1. 呼吸の役割

　私たちの体では，筋肉や脳，心臓などが休みなく働いています。そのためには体の中でエネルギーを作らなければならず，食事により摂取した栄養素と酸素を体内で反応させてエネルギーを作ります。呼吸の役割は，エネルギーを作るために必要な酸素を体内に取り込むことと，エネルギーを作る際に生じた二酸化炭素を体外に排出することです。鼻あるいは口から肺に酸素を取り込み（外呼吸），細胞に運ばれた酸素と栄養素からエネルギーを作る（内呼吸）ことで，私たちは命を保っています。

### 5-1-2. 呼吸器と呼吸運動（吸気と呼気）の仕組み

　外呼吸に関与する臓器を呼吸器といい，鼻腔（口腔），咽頭，喉頭，気管，気管支，肺から構成されています。

#### 1) 肺が拡張するとき（吸気）

　肺は左右12本ずつの肋骨を含むカゴ状の胸郭に囲まれており，腹部との境目は横隔膜に接しています（図5-1）。息を吸うときは，横隔膜が縮んで膜が下がり胸郭と肺が拡張して，体外から肺に空気が流入します。鼻腔や口腔から吸い込まれた空気は咽頭と喉頭から気管，気管支に入り，20回以上の分岐を繰り返したのちに肺胞という小さな袋に運ばれます。肺胞の大きさは0.1〜0.2 mmときわめて小さいですが，3億個もあり，すべての肺胞の表面積を合計するとテニスコート大になります。肺胞は密集した毛細血管に囲まれており，広い表面積を活かして肺胞内の酸素を毛細血管の中に取り込みます。

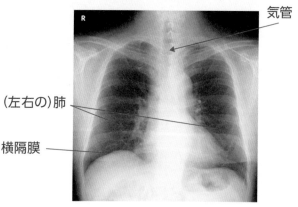

**図5-1　健康な人の胸部 X 線画像**

気管
（左右の）肺
横隔膜

#### 2) 肺が収縮するとき（呼気）

　血液によって体のすみずみの細胞に運ばれた酸素は，エネルギーを作るために細胞内で利用されます。エネルギーを作る際に全身の細胞で生じた二酸化炭素は，血液によって肺胞の毛細血管に運ばれ，毛細血管から肺胞の空気中に拡散します。息を吐くとき（呼気）には横隔膜が緩んで上昇して胸郭と肺が縮み，二酸化炭素を含んだ肺胞の空気が体外に吐き出されます。

【楠瀬公章】

## 5-2 主な呼吸器疾患

　息を吸うこと(吸気)と吐くこと(呼気)による呼吸運動を妨げる病気を呼吸器疾患(肺疾患)といいます。空気の通り道(気道)の狭窄や閉塞で空気の流れが制限されることで息が吐きにくくなる「閉塞性障害」と,肺の拡張が妨げられて吸気が制限され息が吸いにくくなる「拘束性障害」があります。

### 5-2-1. 代表的な閉塞性肺疾患

#### 1) COPD (慢性閉塞性肺疾患)

　従来,慢性気管支炎や肺気腫との病名で呼ばれていたもので,タバコ煙を主とする有害物質に長期に吸入曝露されて生じる疾患です。呼吸機能検査で気流閉塞を示し,一度発症すると正常に戻ることはないとされます[1]。

　日本におけるCOPDの推定患者数は500万人とされ,高齢者ほど有病率が高くなります。慢性的に持続する咳や痰,労作時の息切れの経過が緩徐であるために病気の進行を自覚しにくく,進行して安静時の息切れが現れてから,進行に気づく場合もあります。病変部位は末梢気道で,気管支が狭くなり,吸い込んだ空気が気管支の狭窄により吐き出せず,肺に貯留した空気によって膨張した肺の所見が胸部X線画像で認められます(図5-2)。

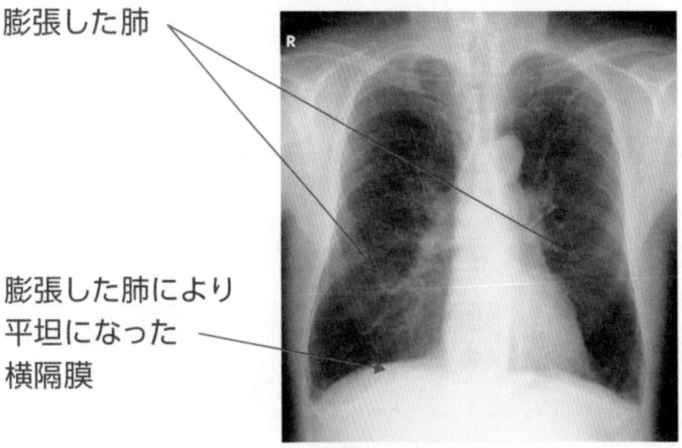

　治療は,気管支拡張薬を吸入します。また,薬物治療と並行して,禁煙,インフルエンザや肺炎球菌ワクチンなどによる感染症の予防,呼吸リハビリテーション,栄養管理などを行います。

**図5-2　慢性閉塞性肺疾患の胸部X線画像**

膨張した肺

膨張した肺により平坦になった横隔膜

#### 2) 気管支喘息

　多様な原因で気道に慢性的な炎症があり,喘鳴,呼吸困難,咳などの呼吸器症状の程度や状態が変動(日内,季節性など)する疾患です。小児期の喘息歴,肥満,喫煙,花粉症などさまざまな要因に影響を受けます。中高年での発症も多く,高齢者では喘息死亡率も高いことが知られています[2]。COPDと同様に気管支の狭窄による気流制限,すなわち閉塞性障害を伴いますが,気流制限が可逆的で回復しうる点が,慢性的に進行するCOPDとは異なります。

　治療は,吸入ステロイド薬を定期的に使用します。喘息発作の際には,吸入薬のほかに内服や点滴でもステロイド薬を使用しますが,長期的な吸入ステロイド薬による治療で喘息発作の予防が可能です。

## 5-2-2. 代表的な拘束性肺疾患

### 1）間質性肺炎

　肺の「間質」に炎症が起こる肺炎を間質性肺炎と総称します。間質とは，肺胞という小さな袋の壁のことであり，酸素を取り込む毛細血管も含んでいます。間質性肺炎の原因は，リウマチなどの膠原病や血管炎によるもの（自己免疫疾患），吸入刺激物質に対するアレルギー反応による過敏性肺炎，がんに対する放射線治療の合併症によるものなどさまざまで，原因が特定できない特発性間質性肺炎と呼ばれるものもあります。肺の間質の炎症により胸部X線画像では肺野がモヤモヤと不鮮明になる網状影を呈し（図5-3a），肺の伸び縮みが制限されて拘束性障害をきたします。

　治療は，間質性肺炎の原因により異なりますが，間質の炎症を抑えるためのステロイド薬が用いられることもあります。

### 2）肺結核後遺症

　肺結核は明治時代から昭和初期まで蔓延し，昭和25年までは日本人の死因の第1位でした。現在は薬物治療が確立していますが，昭和20年代前半までは，結核菌に対する治療薬の効果が不十分であったため，肺を縮ませる手術（人工気胸術や胸郭形成術）を行う場合もありました。手術で縮んだ肺（図5-3b）は拡張しにくく拘束性障害をきたします。また，手術ではなく薬物治療で治癒した場合も発症して治癒するまでの過程で肺が硬くなることがあり，肺結核が治癒した後も肺は小さくなって拘束性障害をきたします。肺は横隔膜や肋間筋などの筋肉の働きで動いているので，呼吸筋の能力を維持するためにはリハビリテーションや運動が重要です。

**図5-3　拘束性肺疾患の胸部X線画像**

a. 間質性肺炎

b. 陳旧性肺結核（胸郭形成術後）

網状影

胸郭形成術により縮小した肺

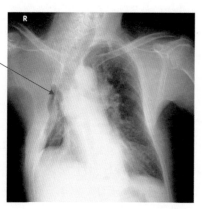

【楠瀬公章】

## 5-3 普段の生活で気を付けること

### 歩行

　自然な呼吸で行いましょう。息切れを感じたら，壁にもたれたり座ったりし，落ち着くまで休憩しましょう。
　呼吸困難や息切れを感じたら，休憩しましょう。

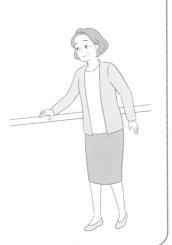

### 着替え

　ズボンや靴下を履くときは，肺を圧迫しないよう，できるだけ前かがみにならないよう，椅子に腰かけて着替えましょう。シャツや上着を着るときは腕をあげすぎないことがポイントです。

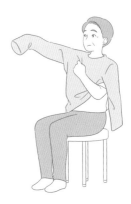

### 食事

　満腹になると胃が膨らみ，呼吸困難が増します。1回の食事量をやや控えめにし，その分食べる回数を増やしましょう。食後は1時間程度，体を起こしたまま休憩しましょう。食後すぐ動くと息切れの原因となります。食欲がないときは，少し高カロリーの食品を加えて食べましょう。たとえば，おかゆやそうめんなど食べやすいものに卵を加えたり，ナッツやチョコレート，アイスクリーム，チーズなどを少しずつ食べることで，必要なエネルギー量を摂取しやすくなります。糖尿病などがある人は医師に相談してください。

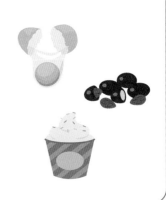

### 整容

　歯磨きや髭剃りで息切れを感じたら，背もたれ付きの椅子に腰かけ，電動歯ブラシや液体歯磨き，電動髭剃りなどを使用しましょう。

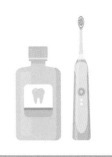

## 入浴

　肩までお湯に浸かると呼吸困難, 息切れを感じやすくなるため, 半身浴(へその高さ程度までのお湯に浸かること)がお勧めです。

　かけ湯, 洗髪・洗体の連続動作, 浴槽への出入りで息切れを感じやすいです。そのために急いで動作を終わらせようとすると余計に呼吸困難が増すので, 急いで行うことは避けましょう。

＊呼吸困難が改善しない場合は, 落ち着かせるために意識的に口すぼめ呼吸をしましょう。

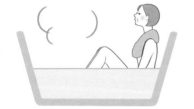

## 洗濯

　洗濯物をとるときに前かがみになる, 物干し竿に干すときに両手を上げるという繰り返し動作を行うと息切れしやすいです。洗濯物は始めから高い位置に干すのではなく, できれば少し低位置に干したり, 高い場所に干す場合は, 一度低い高さでハンガーなどにかけた後, 高い位置に干し直すようにしましょう。

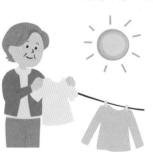

## 排痰(ハフィング)

　喉もとでゴロゴロしている痰を出すときは, できるだけ速く「はっ, はっ」と息を吐きます。

　肺の中にある痰を出すときは, 中等度の肺気量でゆっくりと長く「はーーーー」と息を吐き, 最後は息を絞り出すようにしましょう。

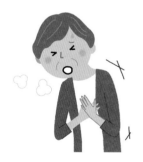

## 5-4　運動・活動に関する注意

　慢性化した呼吸器疾患では,「閉塞性換気障害」と「拘束性換気障害」の両方の症状がみられる「混合性換気障害」が大半です(図5-4)。そのため, 運動メニューおよび運動や生活における注意点については, どの障害があっても共通して実施してください。

**図5-4　呼吸器疾患の分類**

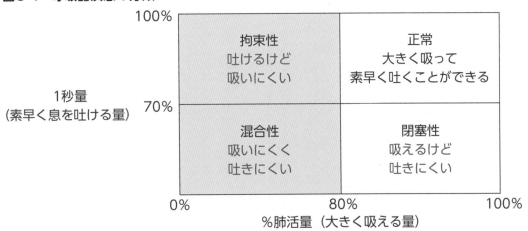

運動するときのポイント

1)呼吸困難や息切れが強くならない範囲で行ってください。疲労するほど長時間連続して行わず, 休みを入れながら行いましょう。

2)運動の量や時間は, 息切れの程度が「楽である」～「ややきつい」程度になるよう調節してください。パルスオキシメータがあれば, 安静時の酸素飽和度(%)を確認し, 運動時に低下しすぎないよう注意しましょう。

3)調子のあまりよくないときは呼吸法やストレッチを中心に, 調子のよいときはできる範囲で運動メニューを加えて行ってください。

4)普段の歩行や自宅内の生活でも息切れを感じる場合がありますが, 息を整えながら運動を行うことで, 肺の機能が維持されたり体力が向上し, 呼吸困難の改善が期待できます。無理のない範囲で毎日続けることが重要です。

5)運動を行うときは, できるだけ呼吸を意識しましょう。

## 呼吸器疾患の方への推奨運動

　呼吸器疾患のある方にお勧めの運動メニュー一覧を**表5-1**に示します。体の状態に合わせて，**表5-1**の運動メニューと，「第2章」の基本運動メニューを組み合わせ，無理のない範囲で行ってください。1回ですべてを行う必要はありません。体調に合わせて運動の量を調整してください。

**表5-1　呼吸器疾患のある方への推奨運動一覧**

| 番号 | 運動の種類・内容 | 寝て | 座って | 立って |
|---|---|---|---|---|
| 1 | 呼吸筋を伸ばす | | ● | |
| 2 | 肩甲骨と首を動かす | | ● | |
| 3 | 呼吸を整える（口すぼめ呼吸） | | ● | |
| 4 | 呼吸筋を鍛える（腹式呼吸） | ● | | |
| 5 | 長く息を吐く | | ● | |

寝て：寝て行う運動　座って：座って行う運動　立って：立って行う運動

## 呼吸器疾患の基本運動メニュー選択時の注意事項

◎ お勧めの運動メニュー

① 深呼吸（p. 21参照）
運動の前後に行って呼吸を整えましょう。

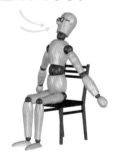

⑪ 棒体操（p. 26参照）
胸を広げることができます。胸を張るように上半身を各方向に動かしましょう。

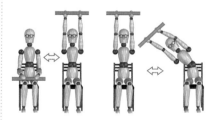

⑭ 立ち座り（p. 28参照）
基礎体力につながります。呼吸の状態に合わせてなるべく行いましょう。

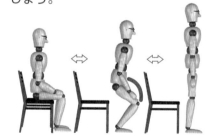

△ 注意が必要／避けたほうがよい運動メニュー

⑨ 腹筋（p. 25参照）
体への負担が強い場合があります。
息切れしない程度にとどめましょう。

運動中は呼吸を止めないように注意しましょう。

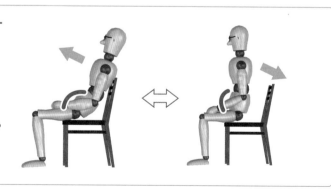

## 1 呼吸筋を伸ばしましょう

胸周りの筋肉を伸ばして呼吸を楽にします

| 回数 |
| --- |
| 左右 20秒×3セット |

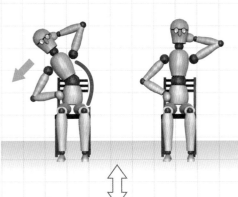

【1】

【2】

**手順**

- 【1】でゆっくりと息を吐きながら右側に体を倒す。息を吸いながら戻す。
- 【2】で両手を上下入れ替え，体を反対に息を吐きながら倒す。また息を吸いながらゆっくりと元の姿勢に戻す。

### 注意点

- 体の痛みが出たり息切れを感じたら中止しましょう。
- 横への転落に注意してください。
- 必ず安定した椅子を使用しましょう。

## 2 首と肩の筋肉を伸ばしましょう

首と肩周りの筋肉を伸ばして呼吸を楽にします

| 回数 |
| --- |
| 10回×3セット |

【1】

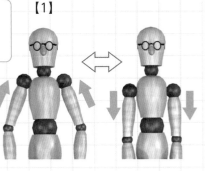

**手順**

- 【1】首をすくめるように両肩を上げてから，一気に肩の力を抜く。
- 【2】首を斜め前に倒す。
- 【3】倒した側と反対側にも倒す。

| 回数 |
| --- |
| 左右 20秒×3セット |

【2】　　【3】

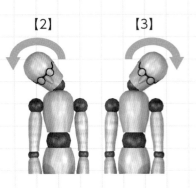

### 注意点

- 体の痛みが出たり息切れを感じたら中止しましょう。
- 首の骨や神経の病気がある人，両手にしびれや痛みがある人は【2】【3】の運動は控えましょう。

座って

## 3　呼吸を整えましょう
□すぼめ呼吸（呼吸を整えて楽にします）

回数
3〜5分

【1】

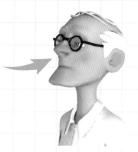

【2】

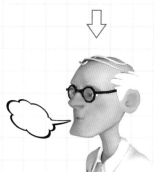

手順

- 【1】鼻から息を吸う。
- 【2】唇をすぼめて口からゆっくり長めに息を吐き出す。
- なるべく細く長く吐くことを意識する。

### 注意点

- 体の痛みが出たり息切れを感じたら中止しましょう。

寝て

## 4　呼吸筋を鍛えましょう
腹式呼吸（呼吸筋を鍛えます）

回数
3〜5分

【1】

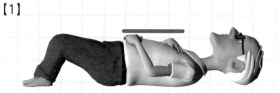

【2】

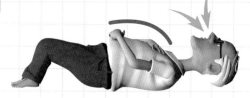

【3】

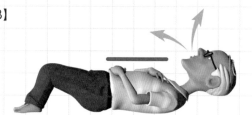

手順

- 呼吸が落ち着いているときは腹式呼吸の練習をして呼吸筋の働きを高める。
- 【1】横になって軽く膝を曲げる。手は胸とお腹に置く。
- 【2】鼻から息を吸い，お腹が膨らむのを手で確認する。
- 【3】お腹の力を抜いてゆっくりと息を吐く。
- お腹が膨らむことを意識し，肩で息をしないようにする。

### 注意点

- 体の痛みが出たり息切れを感じたら中止しましょう。

## 5 ゆっくり息を吐きましょう
呼吸を整えつつ，呼吸筋を鍛えます

回数
5秒×10セット

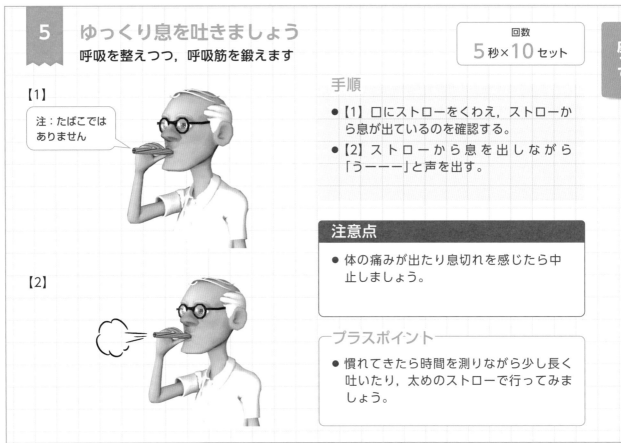

【1】

注：たばこでは
ありません

【2】

### 手順
- 【1】口にストローをくわえ，ストローから息が出ているのを確認する。
- 【2】ストローから息を出しながら「うーーー」と声を出す。

### 注意点
- 体の痛みが出たり息切れを感じたら中止しましょう。

### プラスポイント
- 慣れてきたら時間を測りながら少し長く吐いたり，太めのストローで行ってみましょう。

【川村皓生・村田璃聖】

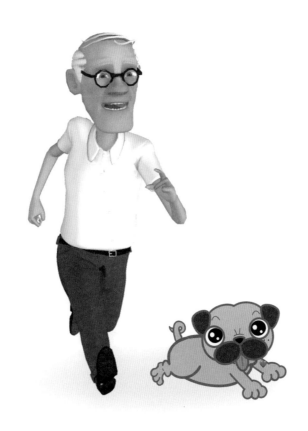

145

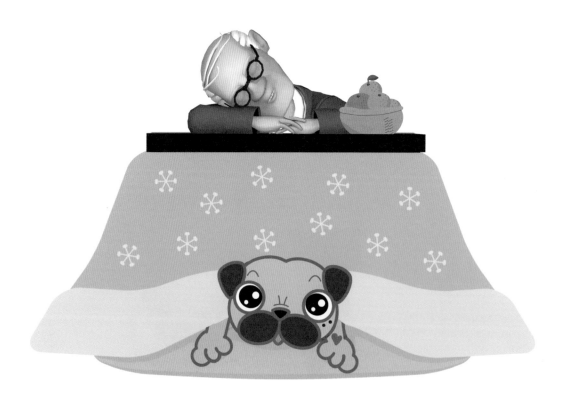

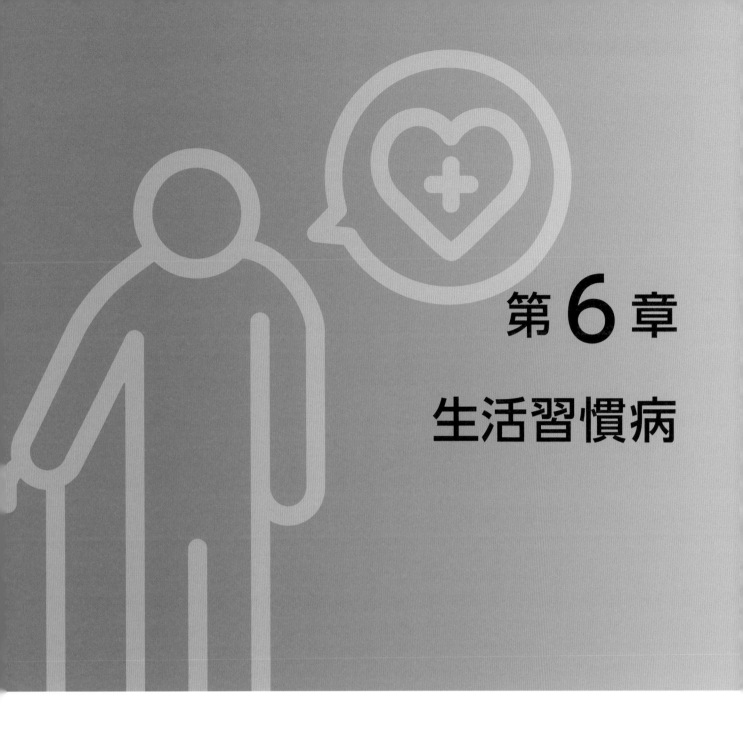

# 第6章

# 生活習慣病

　「第6章」では，生活習慣に伴う循環器や代謝機能の問題により高血圧や狭心症・心不全，糖尿病などと診断されたことのある方，あるいは現在も通院されている方が，**循環や代謝機能などの改善や体力の向上を目的**に，自宅にいる間も身体の機能を維持するための基礎的な運動と注意点を紹介します。いろいろな種類の運動を組み合わせて，1日に3回程度，休みをいれながら全体で20～60分程度を目安に運動を行ってください。

　心臓に疾患がある方は，運動中に胸が苦しくなったり，息切れを感じる可能性があります。その場合は運動を中止して安静にし，改善しない場合にはすぐに医療機関を受診してください。このようなことを防ぐために，運動を取り組む前にかかりつけ医に相談し，体の状態に適した運動の内容や強さを確認してください。

　各運動には目安となる時間や回数を設定していますが，体調に応じて変更しても問題ありません。無理をせず，短時間・軽い運動から開始し，徐々に運動量を増やして，体調に応じた運動の継続が重要です。

# 6-1　生活習慣病

## 6-1-1. 急激な生活変容がもたらした生活習慣病

　約700万年前に地球上に登場した人類は，食物の獲得を狩猟採集に依存してきました。そのため，食物を求めて空腹でも長時間活動できることが「生存に有利な身体条件」であり，その方向に人類は進化してきたと考えられます。約1万年前，農耕により食糧供給は安定し，定住することで人口は飛躍的に増加しましたが，それでも長時間の農作業が必要でした。ときには自然災害が大飢饉をもたらしましたが，先史時代からの進化の方向性と大きな矛盾はなかったといえます。しかしながら，18世紀半ばに起こった産業革命以降の生活は劇的に変容し，20世紀には自動車など革新的な移動手段の発明と農作業の機械化は，その恩恵を甘受した先進国を中心に，「自分で動かなくても豊富・多様な食物を好きなだけ獲得し，どこにでも移動することができる生活」を可能にしました。一方，これは進化の過程で獲得してきた「生存に有利な身体条件」が無益になることを意味していました。

　生活習慣病とは，「ヒトが進化の過程で獲得した体の特性に相反する生活形態や嗜好により，健康を損ねた状態」といえます。

## 6-1-2. 生活習慣病の定義・範囲

　生活習慣病は，「食習慣，運動習慣，休養，喫煙，飲酒などの生活習慣が，その発症・進行に関与する疾患群」と定義されます。その範囲としては，生活習慣との関連性が明らかになっているさまざまな疾病が含まれます（**表6-1**）[1]。このうち，食習慣（食べ過ぎ）と運動習慣（運動不足）が原因として共通しているのが，糖尿病，肥満，高脂血症（脂質異常症），高血圧症で，いわゆる「メタボリックシンドローム」として認知されています。

**表6-1　生活習慣病の範囲**

| 問題となる生活習慣 | 主な疾患 |
| --- | --- |
| 食習慣 | 2型糖尿病，肥満，脂質異常症（家族性を除く），高血圧症，高尿酸血症，循環器病（先天性を除く），大腸がん（家族性を除く），歯周病など |
| 運動習慣 | 2型糖尿病，肥満，脂質異常症（家族性を除く），高血圧症など |
| 喫煙 | 肺扁平上皮がん，循環器病（先天性を除く），肺気腫（COPD），歯周病など |
| 飲酒 | アルコール性肝疾患など |

厚生労働省．生活習慣病予防のための健康情報サイト．e-ヘルスネット．山岸良匡．生活習慣病とは，https://www.e-healthnet.mhlw.go.jp/information/metabolic/m-05-001.html より改変

## 6-1-3. メタボリックシンドロームとメタボリックドミノ

1980年代には，上半身肥満・糖代謝異常・高中性脂肪血症・高血圧の4つが重なると，冠動脈疾患のリスクが高まるため，このことを「死の四重奏」と呼称していました。その後の研究により，元凶は「内臓脂肪の蓄積による脂肪細胞に由来するサイトカイン（アディポカイン）のアンバランスである」ことがわかり，これら症候群をメタボリックシンドロームと提唱しています。すなわち，血糖・中性脂肪を低下させるインスリンの作用を阻害して動脈硬化を促進する炎症性サイトカイン（TNF-$\alpha$など）が増加する一方，インスリン分泌を促すアディポネクチンが減少するため，糖・脂質代謝異常と動脈硬化症が進行します。同時に，食欲を抑えるレプチンの働きが低下し，内臓脂肪の蓄積が助長されます。

メタボリックシンドロームでは，内臓脂肪の蓄積を反映する「ウエスト周囲径」（男性85cm以上，女性90cm以上）がもっとも重要視されており，さらに血圧高値，脂質異常，耐糖能異常のうち2つ以上の所見があれば，メタボリックシンドロームと診断します（**表6-2**）[2]。放置すれば，「メタボリックドミノ」とも形容される連鎖反応により，冠動脈疾患に代表される動脈硬化性疾患のリスクが高まります。いずれも自覚症状がないため過小評価につながりやすく，注意喚起が必要です。

**表6-2　メタボリックシンドロームの診断基準**

| 項目 | 基準値 |
|---|---|
| ① ウエスト周囲径 | 男性 ≥ 85 cm<br>女性 ≥ 90 cm |
| ② 血圧 | 収縮期血圧 ≥ 130 mmHg かつ / または<br>拡張期血圧 ≥ 85 mmHg |
| ③ 脂質異常 | トリグリセライド ≥ 150 mg/dL かつ / または<br>HDL コレステロール < 40 mg/dL |
| ④ 耐糖能異常 | 空腹時血糖 ≥ 110 mg/dL |
| 診断基準 | ① + ②，③，④ のうち 2つ以上を満たすこと |

メタボリックシンドローム診断基準検討委員会．日内会誌 2005;94:794-809. より許諾を得て転載．

## 6-1-4. 運動の重要性

運動不足を放置して食事制限のみで肥満（エネルギーの不均衡）を解消しようとすると，体内では分解に労力を要する脂肪組織よりも先に，速やかに筋肉を分解することで，生存に必要なエネルギーを確保しようとします。その結果，筋肉量は減少し，体力が低下します。必要十分な栄養を摂りながら，エネルギー消費を促す有酸素運動と，筋肉の維持に必要な無酸素運動を組み合わせて行うことが，「メタボリックドミノ」からの脱出にはとても重要です。

## 6-1-5. 運動による生活習慣病の予防

　1990年代にインターネットが登場し，AIの実用化に至った現在，第四次産業革命と呼ばれる技術革新に伴う大きな生活変容が進行しています。生存のために必要な行動はいっそう効率化され，ヒトの進化とのギャップは今後さらに拡大する可能性があります。一方，生活の効率化によって確保した時間を運動に割りあてることができれば，生活習慣病のリスクは大幅に低減できます。ヒトの一生はわずか100年，人類の歴史からみればほんの一瞬にすぎません。進化に抗うことを極力避けて天寿を全うし，有意義な人生を過ごせるように，習慣的に運動することをお勧めします。

【德田治彦】

# 6-2　糖尿病

## 6-2-1. インスリン作用の不足

　糖尿病は，インスリン作用の不足により血糖（ブドウ糖）が有効に使われないために，慢性的に血糖値が高くなる病態です。糖尿病を放置するとさまざまな合併症が引き起こされます。インスリン作用の不足とは，血糖を下げるインスリンの作用が十分に発揮できない状態で，インスリンが不足する「インスリン分泌低下」と，インスリンが体内である程度作られていてもインスリンの効きが悪い「インスリン抵抗性」からなります。

　糖尿病は1型糖尿病，2型糖尿病，その他の原因に分類され，1型糖尿病ではインスリンを作る膵臓の細胞が壊されてインスリンが作れなくなります。2型糖尿病では，肥満や食べ過ぎ，運動不足などの生活習慣の乱れにより，「インスリン分泌低下」と「インスリン抵抗性」が引き起こされます。

　2型糖尿病の治療の基本は食事療法と運動療法です。定期的な運動は，高血糖だけでなく脂質異常や血圧高値を改善し，日常生活活動を保ち，認知機能低下を遅らせて，寿命を延ばすことが期待できます（注意：1型糖尿病の治療では，多くの場合，不足しているインスリンを注射で補うことが必要です）。

## 6-2-2. 高齢者糖尿病の特徴

高齢者糖尿病では，以下のような特徴があります。
・食後の血糖値が高くなりやすい。低血糖を起こしやすい。
・細小血管症（神経障害，腎症，網膜症）や大血管症（虚血性心疾患，脳血管障害，末梢動脈疾患）などの合併症をもっていることが多い。
・フレイル，サルコペニア，日常生活活動の低下，認知機能低下・認知症などの老年症候群（高齢者でよくみられる症状や病気）になりやすい。

### 6-2-3. 高齢者糖尿病に適した運動療法

#### 1）運動の種類と強度

　運動の種類は，有酸素運動，レジスタンス運動，バランス運動，ストレッチに分類されます。

　有酸素運動は，筋肉の血流を増やし，ブドウ糖が細胞に取り込まれることで，インスリンが効きやすくなり血糖値を低下させます。運動の強さは，「楽である」から「ややきつい」と感じる，中等度の有酸素運動が勧められます。

　レジスタンス運動は，中等度の運動の強さでも筋肉量を増やし，筋力を強くします。

　バランス運動は，日常生活活動を維持し，改善することが期待できます。

#### 2）運動の量

　運動の強さとして中等度の有酸素運動を1回20〜60分間，できるだけ毎日，少なくとも週3〜5回，週に150分以上行いましょう。レジスタンス運動は週2〜3回，有酸素運動と併用して行うと効果的です。

### 6-2-4. 運動療法での注意点

- 低血糖に注意が必要です。ブドウ糖を携帯しましょう（注意：インスリンなどの低血糖を起こしやすい薬を使っている場合，インスリンの調整や補食が必要になることがあります。かかりつけ医に相談しましょう）。
- 低血糖症状を感じたら，すぐにブドウ糖5〜10gや砂糖10〜20gを摂りましょう（チョコレートや飴は吸収に時間がかかるため即効性がありません。ブドウ糖や砂糖が入ったジュースや清涼飲料水（200〜350 mL）でもかまいません。ただし，人工甘味料は血糖値を上げないため，避ける必要があります）。
- また，アカルボース，ボグリボースという薬を服用している場合には，ブドウ糖のみが有効です。心配なときはかかりつけ医に相談しましょう。

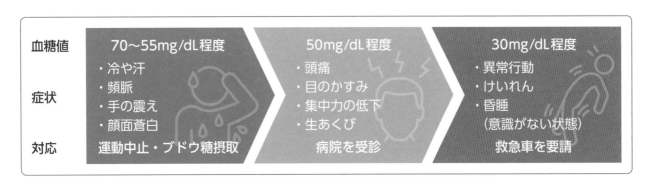

- 運動を行う時間に注意が必要です。食前や食後すぐの運動は控えましょう。食後1時間程度経過してから運動を行うと低血糖症状を予防することができます。
- 暑いときや寒いとき，体調が悪いときには，無理をしないようにしましょう。
- 水分補給を心がけましょう。
- 軽い運動を短時間から始めて，少しずつ運動の強度を高めて，時間を長くしていきましょう。

・運動の前後にストレッチやラジオ体操などの準備運動をしましょう。
・運動に適した服装や靴を選びましょう。膝や腰に負担のかからないように厚底の運動靴を使用し，足の傷に気づきやすい白い靴下を履くことをお勧めします。

## 6-2-5. 運動を避けたほうがよいとき

運動によってかえって体調を悪くする場合があります。運動を始める前にかかりつけ医への相談をお勧めします。以下のようなとき，運動が禁止あるいは制限されます。

### 1）血糖コントロールが極端に悪い

空腹時血糖値が250mg/dL以上，または尿中ケトン体が陽性

### 2）進行した糖尿病の合併症がある

・眼の合併症：増殖前網膜症や増殖網膜症では，息をこらえたり，体に衝撃を受けたりするような運動はしないでください。中等症以上の非増殖網膜症でも，血圧が上昇するような運動は避けてください。
・腎臓の合併症：血圧が大きく上昇するような激しい運動は避けてください。
・神経や血管の合併症：足の末梢神経障害や，立ちくらみなどの自律神経障害，閉塞性動脈硬化症があるときは，かかりつけ医への相談が必要です。

### 3）ほかの病気があるとき

心臓や肺の病気があるときは，運動を始める前に必ずかかりつけ医への相談が必要です。膝や腰の関節など整形外科の病気があるときもかかりつけ医への相談が望まれます。

## 6-2-6. フレイル，サルコペニア，日常生活活動が低下している場合の運動療法

糖尿病があると，加齢に伴う筋肉量や筋力の低下が起こりやすくなります。フレイル高齢者でも運動療法は有効です。レジスタンス運動は筋力を増やし，移動能力やバランス能力を改善します。

レジスタンス運動を含む運動を週に2～3回，1回60分程度を目安に行いましょう。日常生活活動が低下していても，歩行を中心とした単純な運動や日常生活を工夫して体を動かすようにすると，身体機能の向上が見込めます。

【川嶋修司】

## 6-2-7. 糖尿病の方が普段の生活で気を付けること

### フットケア

日ごろから足をよく観察しましょう。足のチェックを行うことで，足を清潔に保ち，傷の悪化や感染症の危険を減らすことができます。

＜実際に足を確認してみましょう＞

☐ 深爪はないか？

☐ 指の間の皮めくれはないか？

☐ 爪が白く分厚くなってないか？

☐ 爪と皮膚の間から液体が出ていたり，膿んだりしていないか？

☐ かかとにひび割れはないか？

☐ 皮膚が白くふやけてないか？

☐ タコやウオノメはないか？

　上記のような症状があれば，医師に相談しましょう

### 運動を生活に取り入れる工夫　−糖尿病編−

たとえば，70代男性，体重60kg，無職（定年退職後），夫婦2人暮らしの場合

| 早朝 | ラジオ体操・軽運動（ラジオ体操 4メッツ）<br>20分のラジオ体操や軽運動をすると，<br>72kcal（体重60kgの場合）消費します。 |
|---|---|
| 朝食後 | 耕作や園芸（畑作業 4.5メッツ）<br>1時間の作業をすると，<br>270kcal（体重60kgの場合）消費します。 |
| 昼食後 | 部屋の掃除（掃除機 3.3メッツ）<br>掃除機やモップ掛けなどを30分すると，<br>99kcal（体重60kgの場合）消費します。 |
| 昼食後 | 風呂の掃除（風呂掃除 3.5メッツ）<br>風呂掃除を30分すると，<br>105kcal（体重60kgの場合）消費します。 |

日常生活の工夫で，ウォーキング2時間分の運動を行うことができます。

※メッツ：安静時を1メッツとして，その何倍のエネルギーを消費するかで示される運動強度の単位。

# 6-3　高血圧症

## 6-3-1. 高齢になるほど多くみられる高血圧症

　高血圧は，高齢者ではとても身近な疾患です。しかし，高血圧を治療せずに放置すれば，75歳以上の高齢者ではいずれ脳梗塞や心筋梗塞などの重篤な疾患を引き起こし，生活の質や生命予後を著しく悪化させることから，継続的な管理を必要とする重大な疾患です。また，加齢とともに高血圧有病率は増加することが明らかとなっており，多くの高齢者が投薬を主体とする治療を受けています。

## 6-3-2. 高齢者高血圧の降圧目標

　75歳以上の高齢者では，診察室血圧は140/90mmHg未満，家庭血圧は135/85mmHg未満を降圧目標としています（**表6-3**）[8]。一方，若・壮年者の降圧目標は，診察室血圧130/80mmHg未満，家庭血圧125/75mmHg未満で，収縮期血圧，拡張期血圧とも高齢者のほうが10mmHg程度高めに設定されています。ただし，併存疾患によっては高齢者であっても，若・壮年者と同等の降圧目標とする場合もあります。

**表6-3　降圧目標**

| | 診察室血圧 | 家庭血圧 |
|---|---|---|
| ●75歳未満の成人<br>●脳血管障害患者<br>　（両側頸動脈狭窄や脳主幹動脈閉塞なし）<br>●冠動脈疾患患者<br>●慢性腎臓病患者（蛋白尿陽性）<br>●糖尿病患者<br>●抗血栓薬服用中 | 130/80mmHg 未満 | 125/75mmHg 未満 |
| ●75歳以上の高齢者<br>●脳血管障害患者<br>　（両側頸動脈狭窄や脳主幹動脈閉塞あり，<br>　　または未評価）<br>●慢性腎臓病患者（蛋白尿陰性） | 140/90mmHg 未満 | 135/85mmHg 未満 |

日本高血圧学会高血圧治療ガイドライン作成委員会（編）. 高血圧治療ガイドライン 2019. p.53 より 許諾を得て転載.

## 6-3-3. 高齢者高血圧に適した運動療法

　運動療法は服薬中の高齢高血圧患者にもよい適応です。運動療法が降圧効果を有するだけでなく悪化予防にも有益であるという点で，非常に重視されています。実際，運動療法によって，収縮期血圧が2〜5mmHg，拡張期血圧が1〜4mmHg低下するとの報告があります。若・壮年患者では，極端に血圧が高い患者を除くすべての患者で運動療法が推奨されています。一方，高齢者では運動がときには重篤な疾患を引き起こす契機となる場合があり，留意が必要です。

### 有酸素運動

　「健康づくりのための身体活動基準2013」[9]では，65歳以上の健常者に対して毎日40分以上の身体活動を継続することを推奨しています。また「高血圧治療ガイドライン2019」[8]では，75歳前後の高齢高血圧患者に対しても有酸素運動（速歩など長時間継続可能な軽〜中等度の負荷運動）を推奨しています。なお，転倒リスクに配慮して，無理に速歩でなくても通常の速さの歩行でもかまいません。一方，血圧や脈拍数が大きく変動するような強い負荷のかかる運動は推奨されません。

## 6-3-4. 運動するときのポイント

### 運動する温度や時間帯，運動強度に対する配慮が必要

　血圧変動には，老若男女を問わず共通した特徴があります。すなわち，①気温が低いと血圧は上昇し，気温が高いと血圧は低下する，②1日のなかで，起床後1時間以内がもっとも血圧が上昇する，③激しい運動ほど血圧は上昇することから，高齢者が運動を行う際には，これらのことに配慮が必要です。かつて，高齢者が冬早朝の運動中に過度の血圧上昇に起因した脳出血によって突然亡くなった，との新聞記事が多い時期がありました。これは，血圧が上昇する3つの条件をすべて満たしたことが原因であったと考えられます。このような観点から，高齢者の運動療法は，環境・時間帯・運動強度の観点から適切に実施するべきです。

| 運動前に確認しましょう | |
| --- | --- |
| ① 運動する場所が，寒すぎたり暑すぎたりしませんか？ | ☐ |
| ② 目覚めてから1時間以上は経っていますか？ | ☐ |
| ③ 激しすぎる運動を予定していませんか？ | ☐ |

↓

これらの条件を確認してから，運動を始めましょう

【清水敦哉】

155

## 6-3-5. 高血圧症の方が普段の生活で気を付けること

血圧測定：運動前後には正しく血圧を測り記録する習慣をつけよう

　処方された薬は必ず飲みましょう。血圧が高すぎる場合，低すぎる場合は早めにかかりつけ医に相談してください。

### 2回測定しましょう

　原則2回測定し，その平均値を記録します。1回しか測定しなかった場合は，その血圧値を用います。

### リラックスして測りましょう

　血圧は，直前の身体や精神の状態の影響を受けます。暑すぎたり，寒すぎたりしない部屋で測定しましょう。測定前は喫煙・飲酒・カフェインの摂取を避けましょう。

### 正しい姿勢で測定しましょう

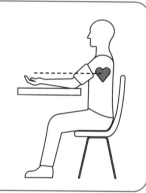

　血圧は，「心臓の高さにある上腕の血圧を，座って測定した値」が基準となります。上腕部が心臓と同じ高さになるように調節し，カフ（圧迫帯）を上腕部に巻いて座って測定します。手首血圧計の使用時も，心臓と同じ高さで測定しましょう。

運動に加えて日常生活で取り入れたいこと

### 適正体重を維持しましょう

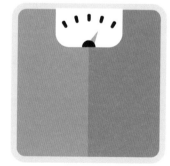

　BMI（体格指数）は，65歳以上では男女とも21.5〜24.9を目標とし，25以上は肥満とされています。
　自分の適正体重を知り，生活習慣を見直しましょう。適正体重は目標とするBMIに身長（m）を2回かけ合わせると計算できます。
例）身長160cm，目標BMIを23とした場合
　　適正体重＝23×1.6×1.6＝59kg前後
【注意】高齢者の場合，BMIが25を超えているからといって必ず25未満を目指す必要はありませんので，BMIが25以上の場合は，かかりつけ医に相談してください。

### 減塩の調味料などを利用しましょう

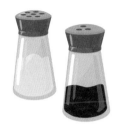

減塩醤油に切り替えたり，香辛料を使って食塩の摂取量を減らすなどの工夫をしましょう。

### 飲酒を控えましょう

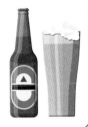

男性20mL/日以下（おおよそ日本酒1合・ビール中瓶・焼酎半合・ウィスキーダブル1杯・ワイン2杯），女性10〜20mL/日以下に節酒しましょう。

### 禁煙しましょう

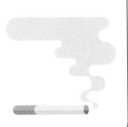

習慣的な喫煙と高血圧は関連しています。一定の条件を満たせば，保険診療で禁煙指導を受けることもできます。

### 朝と寝る前も血圧を測りましょう

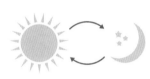

運動の前後や，朝・寝る前など毎日決まった時間に同じ血圧計で血圧を測り，自分の血圧の変化を観察しましょう。

---

## 運動を生活に取り入れる工夫　–高血圧症編–

たとえば，60代男性，無職（定年退職後），夫婦2人暮らしの場合

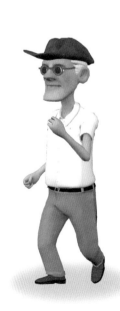

**Step 1　運動のきっかけ作り**
広報誌などに目を通し興味がわく催物，たとえば，運動教室や趣味クラブ，ボランティア募集などを検索してみてください。

**Step 2　運動できる準備を**
外出は絶好のチャンスです。運動着・運動靴に着替えて出かけてみてください。服装を変えるだけで気分も変わります。

**Step 3　目的地まで"歩く"**
健康のため目的地まで歩いてみましょう。時計や万歩計を持って，何分，何歩歩いたかを記録してみてください。

**Step 4　慣れたら坂道も**
運動に慣れたら坂道や階段のある道も挑戦してみましょう。歩く距離・速さ・勾配などで運動負荷を調整してください。

## 6-4　心不全

### 6-4-1. 高齢心不全の特徴

　心不全とは，心臓が悪いために，息切れやむくみが起こり，だんだん悪くなり，生命を縮める病気です。高齢者では，心臓以外の臓器，たとえば肺，腎臓，脚の筋力などの全身の予備能力が低下してきます。そのため，心臓の働きを助ける役割もあるこれらの臓器が力不足となり，それを補うためには心臓がより頑張って働く必要があります。心不全の症状は，坂道や階段を昇るときに息切れがしやすく，またむくみやすくなります。

### 6-4-2. 心臓リハビリテーション

　心臓（循環器）疾患を有する方は，定期的な通院により，治療薬で心臓を保護し，適度な栄養を摂ることが，運動療法を安全に行う前提になります。禁煙や質のよい睡眠も含めて，（包括的）心臓リハビリテーションを積極的にお勧めしています。

　心臓リハビリテーションは，心と体の調子を整え，外出や仕事ができるように，動脈硬化や心不全の悪化を防ぎ，再発を予防し，健康寿命を延ばすことを目的とします。同時に，医学的な評価に基づく運動療法や，高血圧，糖尿病などの管理，教育，薬物治療を多職種で協力し，長期的に体の調子を整えるプログラムです。

### 6-4-3. 高齢者心不全に適した運動療法

　運動療法には，大きく分けて①有酸素運動，②レジスタンス運動があります。

　有酸素運動は，呼吸を弾ませながら行う運動で，高齢者では歩くこと（ウォーキング）がお勧めです。運動負荷の強度は，歩行速度や継続時間で調整します。外で歩く場合，暑い日には十分な水分補給を，寒い日には防寒に注意してください。

　レジスタンス運動は，息こらえをして行う筋肉トレーニングのことで，腕立て伏せや，椅子に座り足上げを維持するなどの運動です。レジスタンス運動は，有酸素運動ができないときにも有効で，高齢者にもよいとされています。まずは転倒リスクを避け，安全に行うことが重要です。椅子に手をかけて，かかとを上げ下げする運動を15〜30秒行い，1日3セット継続するのもひとつです。そして，他人と比較しないこと，それぞれのペースで行うことが大切です。

### 6-4-4. 運動を中心とした生活改善

　ふくらはぎは，第2の心臓ともいわれます。脚の力が強くなれば，坂道や階段を昇るときの心臓への負荷が軽くなり，日常生活での息切れが改善します。また，運動習慣を身につけると，それまで楽にできた運動でも息切れが強くなったとき，自ら病状の進行を早期発見でき，早期治療につなげるといったメリットがあります。適度な運動は，心も元気になり，認知症予防にもなります。

循環器疾患の治療（薬物，カテーテル，手術）は，息切れや動悸を少しでも減らし快適な日常生活を送れて初めて成功といえます。そのためには，運動を中心とした基本的な生活改善がもっとも重要です。血圧，脈拍，体温，体重などを神経質にならない程度に日々確認し，安心感をもって暮らしましょう。

【平敷安希博】

## 6-4-5. 心不全の方が普段の生活で気を付けること

運動時の注意点 ────────────────

### 運動の強さ

「楽である」から「ややきつい」と感じる程度の運動（「第1章」p. 15参照）を行いましょう。

### 疲労の残存に注意

運動実施後，同日の夜や翌日まで疲労が残存する運動は，負荷が強すぎる可能性があります。運動の回数を減らしたり，実施時間を少し短くしましょう。

### 息切れの悪化に注意

これまで問題なくできていた動作で息切れを感じる場合は，すぐにかかりつけ医を受診してください。

### 血圧の変化に注意

運動実施後には血圧を確認しましょう。運動実施後に，収縮期血圧が 20mmHg 以上低下する場合は運動の強さや時間を少なくしましょう。

生活での注意点 ────────────────

### 体重増加に注意

毎日体重を測定し，1週間で2〜3kgの体重増加があれば，すぐにかかりつけ医を受診してください。
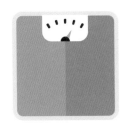

### むくみに注意

ふくらはぎを指で押して，指の跡が残らないか確認しましょう。靴下の跡が残ったり，靴がきつくなるのも，足がむくんでいるサインです。かかりつけ医を受診してください。

### 疲労, 食欲低下, 咳などに注意

∨

　疲れやすい, 食欲がない, 咳がひどくなった, 横になったときに呼吸がいつもよりしにくいと感じる場合なども心不全の悪化のサインです。すぐにかかりつけ医を受診してください。

### 水分の摂りすぎに注意

∨

　目安となる1日の水分量をかかりつけ医から聞いておき, 飲みすぎに注意しましょう。

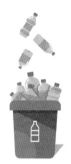

## 生活での注意点

たとえば, 80代女性, 無職, 息子夫婦と2世帯暮らしの場合

**Step 1**
運動のきっかけとして家事を継続
できる範囲で料理や洗濯といった家事を続けてください。家事が運動や外出のきっかけになります。

**Step 2**
家事の合間にかかと上げ, スクワット
家事の隙間時間などをうまく利用して, かかと上げやスクワットなどの運動を取り入れましょう。

**Step 3**
庭掃除など屋外の活動に挑戦
新聞の受け取り, 庭掃除, ゴミ出しなど少しでも外に出るきっかけを作ってみましょう。

**Step 4**
家族と一緒にウォーキング
家族の理解も必要ですが, 健康増進のために, 家族と一緒にウォーキングをしてみてはいかがですか。

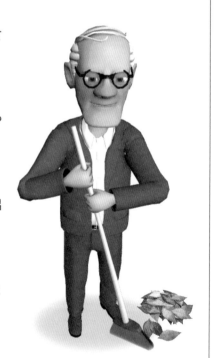

## 6-5　生活習慣病における運動・活動に関する注意

### 生活習慣病推奨運動

　生活習慣病の方にお勧めの運動メニューを**表6-4**に示します。体の状態に合わせて，**表6-4**の運動メニューと，「第2章」の基本運動メニューを組み合わせ，無理のない範囲で体を動かしてください。1回ですべてのメニューを行う必要はありません。体調に合わせて，**表6-4**から有酸素運動を選択し，運動の量や時間を調整してください。息切れや強い疲労などがある場合は，運動を実施してよいかどうかと運動の時間や強さについて，かかりつけ医に相談してください。

**表6-4　生活習慣病の方への推奨運動一覧**

| 番号 | 運動の種類・内容 | 寝て | 座って | 立って |
|---|---|---|---|---|
| 1 | ウォーキング | | | ● |
| 2 | インターバルウォーキング | | | ● |
| 3 | ノルディックウォーキング | | | ● |
| 4 | サーキットステップエクササイズ | | | ● |

寝て：寝て行う運動　座って：座って行う運動　立って：立って行う運動

### ウォーキングのポイントと注意点

**ポイント**
・天気のよい日は風通しのよい場所で20～30分程度，散歩をしましょう。
・散歩中および前後に水分補給を十分行いましょう。
・歩く速さは，「ちょうどよい」から「少し早め」を心がけましょう。
・かかとのしっかりした，歩きやすい靴を選びましょう。
・転倒などが心配な方は，安全のため，家族などと一緒に歩きましょう。

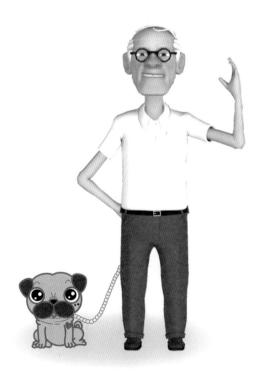

**注意点**

・人混みの中の散歩やマスクをせずに近い距離で会話することは避けてください。
・暑い時期にマスクをつけたまま散歩すると脱水や熱中症の危険があります。周りの人と適切な距離が取れており，大声での会話をしないときは，マスクを外して歩くことが推奨されます。
・周りの人との適切な距離は，マスク装着の有無や，風向き・風の強さ，換気の状態，行動，接する時間によって変わります。屋外でもマスクをつけない状況で密な状態での会話は避けてください。
・家に帰った後は，忘れずに手洗いとうがいをしましょう。
・膝や腰が痛い方，転倒の不安のある方は杖やポールなどを使用し，無理せず自分のペースで安全に歩行してください。
・適切な感染症対策の方法は状況によって変更されることがあります。最新の情報については，厚生労働省のサイト（https://www.mhlw.go.jp/stf/seisakunitsuite/bunya/0000164708_00001.html）を確認してください。

## 生活習慣病の方に適した基本運動メニュー

◎ お勧めの運動メニュー　※⑦,⑧は立って行う運動が難しい方にお勧めです

⑦膝伸ばし（p.24参照）
座って膝を伸ばす運動で，太ももの筋肉を意識しましょう。

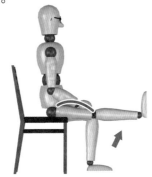

⑧太もも上げ（p.24参照）
座って太ももを上げる運動で，股関節を意識して行いましょう。

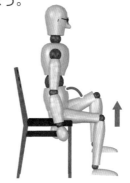

⑫つま先立ち（p.27参照）
かかとを上げる運動で，ふくらはぎを意識して運動を行いましょう。

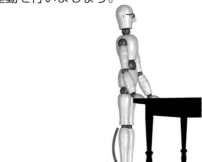

⑬スクワット（p.27参照）
膝の屈伸運動になっており，大腿と臀部を意識して行いましょう。

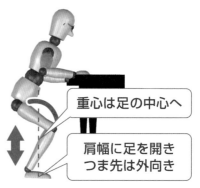

重心は足の中心へ

肩幅に足を開きつま先は外向き

## 1 "良い"姿勢で歩きましょう（ウォーキング）

同じ"歩く"のでも「ただ歩く」のと「"良い"姿勢を意識して歩く」のでは，
ウォーキングの効果に差が出ます

| 回数 |
| --- |
| **20**分以上 / 回 |
| **3〜4**回以上 / 週 |

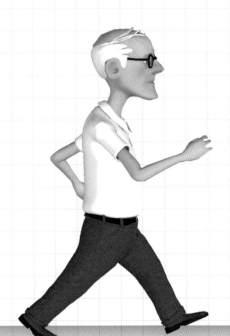

速く，大股で歩くと転倒の危険性が高くなります。上り坂では足が引っかからないように，下り坂では速度がつきすぎないように注意しましょう。

### 手順

- p.15の運動強度を参考にしてください。
- 運動靴，動きやすい服，帽子や反射テープなどの安全グッズを準備する。
- 運動前の準備体操・ストレッチを忘れずに行う。
- 視線を前に向け，背筋を伸ばして，なるべく大股で歩く。
- 腕を振って，歩幅を広げて，前方への推進力をつける。
- 体重移動（踵から着地→親指の付け根）も意識してしっかりと蹴り出す。

### 注意点

- 寒冷時・猛暑時は避けてください（夏なら早朝や夕方，冬なら昼間に）

### プラスポイント

- **速く**
  慣れてきたら1足分，前に大きく足を踏み出しましょう。
- **長く**
  慣れてきたらプラス5分長く歩きましょう。
- **坂道や階段に挑戦**
  慣れてきたらアップダウンのある道や階段にも挑戦してみましょう。

全身運動

立って

## 2 インターバルウォーキング

ウォーキングよりも負荷が大きくなるため，活動的に体力を向上させたい方にお勧めです

回数

1セット：**3**分ゆっくり歩き→**3**分速歩き

目標：1日**5**セット以上（**30**分以上）を1週間で**4**回以上

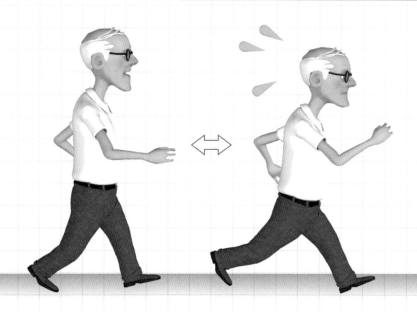

### 手順

「ゆっくり歩きと速歩きを繰り返します」

● 基本運動メニューのストレッチや準備体操で体を慣らす。

● インターバルウォーキング
初め3分間は"ゆっくり歩き"
次の3分間の"速歩き"
次の3分間は"ゆっくり歩き"

● "ゆっくり歩き"と"速歩き"を繰り返す。

狭心症や心不全の既往のある方は，この運動をおこなって良いか，必ず医師に確認してください。

### 注意点

● "速歩き"のスピードは，5分程度歩いていると息が弾み動悸はするが軽い会話ができる程度，10分間歩いていると少し汗ばむ程度，15分間歩いていると脛に軽い疲労感を感じる程度を目安にしてください。

### プラスポイント

● 腰や膝を痛めたり，息切れや胸が苦しく感じたりするおそれがあるので，30秒程度の速歩きから始め，慣れてきたら時間を増やしてください。

## 3 ノルディックウォーキング
ポールを両手で持つので，歩行に不安を
感じる方にお勧めです

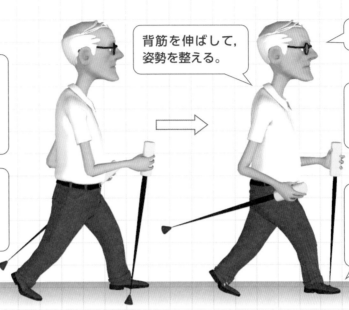

前足と反対の手を
前方に出してポール
を地面につけます。
これを交互に繰り返
します。

歩行が安定してき
たら歩幅を大きく，
腕も大きく使って
歩きましょう。

背筋を伸ばして，
姿勢を整える。

前方を見る

グリップは軽
く握り，拳を
前に出す。

ポールは地面
に対して垂直
に，足の横に
軽く突く。

### 手順

● 専用ポールの高さを設定する ※ポールは，スポーツ用品店で購入できます。

● まずは自然に歩く。

● そのリズムに合わせてポールを地面につく。

● 慣れてきたら歩幅を大きくし，腕も大きく前に出して歩く。

### 注意点

● 歩行前に，ポールの調節ねじがきちんと閉まっているか確認してください。

● グリップを強く握りしめると，手首や肘に負担がかかるので，軽く握りましょう。

● 歩行中やポールを持ち歩く際は，周囲の状況に注意し，人や物などにポールをぶつけてしまわないように気を付けてください。

### プラスポイント

● **速く**
ポールの扱いに慣れてきたら歩行スピードを上げてみましょう。

● **全身を使って**
体を回しながら腕を大きく振ったり股関節を使って歩幅を広げたり，全身運動を意識してみましょう。

● **継続して**
運動を継続させるために，運動チェック表や目標シート（巻末資料 p. 208～213 参照）を活用してください。

165

全身運動

立って

## 4　ステップエクササイズ
天気の悪い日など，自宅でウォーキングの代わりに実施しましょう

| 回数 |
| --- |
| 1セット：各2分間 |
| 目標：1日3セット（24分間） |

【1】足踏み（2分間：目安 160〜180 回）

【2】サイドステップ（2分間：左右約30回ずつ）

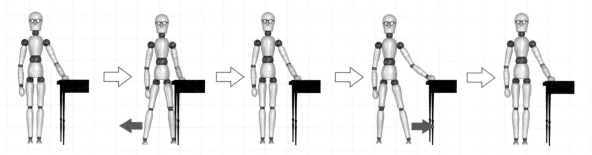

【3】フロントステップ（2分間：左右約30回ずつ）

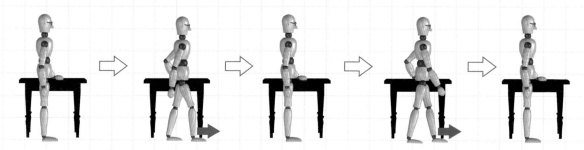

【4】足踏み（2分間：目安 160〜180 回）

### 手順

- 【1】まずはその場で足踏みをする。
- 【2】次に左右へのステップ運動を行う。右足を右横に大きく踏み出して戻す。次に，左足を左横に大きく踏み出して戻す。これを2分間を目安に繰り返し行う。
- 【3】次に前方へのステップ運動を行う。右足を前に大きく踏み出して戻す。次に，左足を前に大きく踏み出して戻す。これを2分間を目安に繰り返し行う。
- 【4】再度，その場での足踏みを行う。楽しい音楽をかけたり，歌を歌いながら行う。

### 注意点

- 転ばない程度の幅で足を踏み出してください。
- 立位での運動で疲労感が強い，または転ぶ不安が強い場合は，転倒を防ぐために，椅子や机に手を添えて運動を実施してください。

【佐藤健二・都築栄晴・橋本駿・柳澤英輝】

# 第7章

# 運動・活動のための工夫

# 7-1　運動継続のための工夫

　運動をすることが身体にとってよいことは周知されていますが，若い頃より身体を動かすことが大好きな人でもないかぎり，運動を継続することはできません。運動の効果が現れるまでは多少の時間がかかるため，途中で挫折してしまう経験をお持ちの方もいるでしょう。運動習慣がない人にとっては，運動を始めるというハードルは非常に高いと感じるかもしれませんが，まずは気軽に始めて，運動を継続するための工夫を実践してください。

## 運動を行う目的をあげて，効果的に実施

　運動を始める際には，なぜ運動をしたほうがよいのか，自分がいまもっとも気になっていることや運動を行う必要性を言葉に表してみるのがよいでしょう。「体重を減らしたい」，「転ばないように足を強くしたい」，「ストレスを解消したい」など理由はいくらでもあります。紙に書いて，壁に貼っておくだけで，やる気がこみ上げてきます。

　運動にはさまざまな効用があります（**表7-1**）[1]。目的によって，実施する運動の種類も異なります。どんな運動でどのような効果が得られるか，あらかじめ知っておくと効果的に運動を行うことができます。

**表7-1　運動の効用**

| | |
|---|---|
| 1 | 動脈硬化性の病気，特に心筋梗塞の危険性を減少 |
| 2 | 体脂肪を減らし体重のコントロールに有効 |
| 3 | 脂質異常症（低HDLコレステロール血症，高トリグリセライド血症）の予防・改善に有効 |
| 4 | 高血圧の予防・改善に有効 |
| 5 | 糖尿病やメタボリックシンドロームの予防・改善に有効 |
| 6 | 骨粗鬆症による骨折の危険性を減少 |
| 7 | 筋力を増し，いろいろな身体活動の予備力が向上 |
| 8 | 筋力とバランス力を増やし，転倒の危険性を減少 |
| 9 | 乳がんと結腸がんの危険性を減少 |
| 10 | 認知症の予防・改善に有効 |
| 11 | 睡眠障害の改善 |
| 12 | ストレスの解消，うつ病の予防・改善に有効 |
| 13 | シェイプアップし，自己イメージが改善 |
| 14 | 家族や友人と身体活動の時間を共有 |
| 15 | 良い生活習慣が身につき，悪い生活習慣を止めるのに有効 |
| 16 | 老化の進行を防ぎ，QOL（生活の質）の改善に有効 |

厚生労働省．運動基準・指針の改定のための検討会資料．内藤義彦．疾病予防および健康に対する身体活動・運動の効用と実効性に影響する要因．
https://www.mhlw.go.jp/stf/shingi/2r9852000002q9dz-att/2r9852000002q9k7.pdf

### 定期的なセルフチェックで，意欲の向上

　定期的に体重や握力，血圧や脈拍を計測し，自分の体をチェックすることをお勧めします。万歩計やカロリー計などを装着し，毎日の運動を記録するとよいでしょう（p.208〜213参照）。グラフを作って「見える化」をすれば，運動をしていること自体が成果となり，中断しにくくなります。しかし，たまに休んだからといって気負うことは全くありません。あとから頑張ればよいだけの話，とポジティブに考えましょう。ただし，体調が悪くなければ，運動は毎日行ったほうが効果的です。途中で休んでしまうとそれまでの効果が失われてしまうこともあります。無理のない範囲で大丈夫ですので，どんな運動でも，少しの時間であっても，体を動かすことを心がけてください。

　運動は自分一人ではなかなか続かないかもしれませんので，家族や仲間と一緒に始めるのもよいでしょう。家族と一緒に運動することによって，家族全員の日課にすることができます。定期的にお互いの成果を確かめ合うことは，意欲の向上につながります。ご褒美の有無は別として，目標に到達した場合に互いの成果を讃えあうことが大切です。

### 運動の組み合わせで，内容に変化を与え，楽しく続ける

　さらに運動を継続するためには，内容に変化をもたらすことも大切です。いくらハンバーグが好きでも，ときにはラーメンやカレーも食べたいと思うのと同じで，毎日同じ内容の運動ばかりでは飽きてくるのは当然です。本書では，飽きることのないように多くの運動メニューを紹介しています。毎月あるいは週単位で運動の組み合わせを変えるのもよいでしょう。

　いずれにせよ，目的をもって，効果のある運動を，家族や仲間とともに楽しく続けて，よりいっそう体や心が健康になれるように努めましょう。

【前島伸一郎】

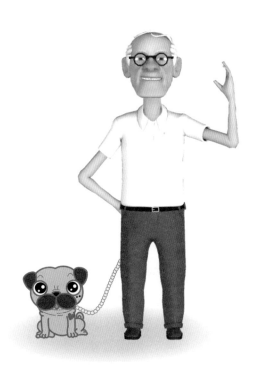

## 7-2　現場で活用できるコツ

　ここでは,現場で活用できるコツとして,実際のリハビリテーションや介護の場面での経験談やエピソードを,現場で働く療法士から集めました。似たエピソードをいくつかのグループにまとめて紹介していますので,参考になれば幸いです。

### 信頼関係を築く

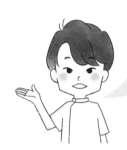

　脳梗塞を発症して間もない時期に精神的に落ち込んでいた患者さん。運動に対する意欲が低く,入院生活においても活気が低下していました。食堂や廊下ですれ違ったときに,挨拶に加えて治療の進捗を確認することも重要だと思います。まずは,患者さんに対して「私はあなたの目的を達成するためのパートナーだ」という熱意を伝えていくことが,信頼関係を築く第一歩だと思います。

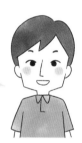

　会話が続かず信頼関係を構築していくことが難しい患者さん。家族からは,昔から庭の手入れをすることが好きで,時間さえあればいつも庭にいたという情報を得ました。そこで好きな庭の手入れの話をすると笑顔になり,いろいろと教えてくれました。その方の趣味や興味のある話をすると会話のきっかけになり,コミュニケーションがとりやすくなりました。

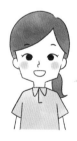

　耳が聞こえにくい少し気難しい患者さん。その方を担当するときはできるだけ低い声でゆっくりと話ように気をつけました。本人から「あなたの声はいつも聞きやすいけど意識してるの? 聞き返しがないので会話が楽だよ」と言われました。それからは,どんな患者さんにも常に声の出し方や話し方に注意するようにしています。

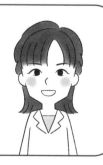

現場で活用できるコツ
運動や治療のことだけでなく,積極的な挨拶の声かけや,趣味・以前の仕事の話など,専門的なこと以外の幅広い知識や興味をもっていると,患者さんや利用者さんとの関係を作りやすくなります。声の高さや会話の速度,目線も,信頼関係を築くうえで大切です。

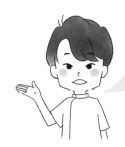

認知症があり，最初は拒否が強く運動を行ってもらえませんでしたが，「一緒にやってみましょう」と声かけをし，動くことの目的をわかりやすく説明すると（たとえば「歩きましょう」ではなく「トイレに行きましょう」など），嫌な表情にならずに運動をしてくれるようになりました。

重度の認知症でしたが，あるとき，患者さんがテーブルに置いてあった孫の写真を眺めていることに気づきました。そこで，「お孫さんに会うために早く退院できると良いですね」と呼びかけ，運動のときも孫の話を必ず出すようにすると，一緒に活動してくれるようになりました。

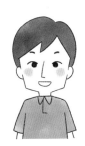

失語症で言葉が出ずに運動に後ろ向きだった患者さん。もしかして歌なら声が出るのではないかと思いトライしましたが出ません。それでも，歌を一緒に聞くことは続けていました。童謡から演歌まで100曲近く歌を一緒に聞いて初めて声が出たとき，二人で喜びあいました。そこから少しずつ声を出す練習ができるようになりました。

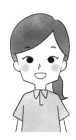

現場で活用できるコツ
伝え方を変えたり，好きなことや興味をもっているもの（仕事，趣味，家族など）を話題にすると，会話のきっかけになります。また，"患者に運動をさせる"という態度ではなく，同じ人として一緒に行動し，辛さや喜びを分かち合うことも大切なコミュニケーションの方法です。

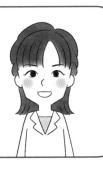

目標を引き出し共有する

軽度の片麻痺を既往にもつ患者さん。外来リハを開始した当時は「もう少し体力をつけたい」という漠然とした希望があるのみで，積極的に運動を行う意欲がありませんでした。根気強く運動の大切さを説明し，数ヵ月後，少しずつ身体機能が向上したある日の会話で「遠くに住む孫の結婚式に出席したい」という明確な目標を教えてくれました。それ以降は，自主トレーニングにも身が入るようになり，退院後，新幹線に乗って無事お孫さんの晴れ姿を見ることができました。

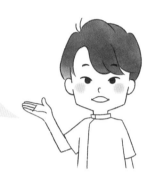

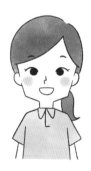

杖や伝い歩行で在宅生活を送っていた患者さん。訪問リハ以外の時間はずっと臥床していました。「外に行けるようになったら何をしたいですか」の問いに，「犬の散歩」との返答でした。犬の散歩ができるように，歩行補助具を両手支持型の籠がおけるタイプに変更し，訪問リハのときに犬を連れて出かけられるように変更しました。その後は訪問リハで患者さん自身から散歩に行きたいとの発言が出るようになり，歩行訓練に意欲的に取り組めるようになりました。

現場で活用できるコツ
患者さん自身で自発的に目標を定めてもらうことも大切なことです。具体的な目標を考えながら現在の環境の問題や不足している能力をはっきりさせることで，環境を調整する，運動や動作の練習をするなど，行うべきことが明確になり，患者さんの意欲向上に繋がりやすくなります。

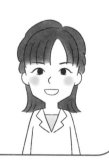

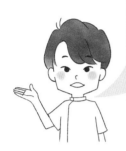

短期間で結果を求める患者さん。「継続することで必ず結果がついてくる。まずは1週間続けてみましょう」と伝えました。1週間ごとに評価を行い，その結果を踏まえて自主トレーニングの頻度や項目を少し増やしたり変えたりしました。2ヵ月後には，患者さん自身で工夫して活動に取り組み，継続できるようなりました。

介助者に依存的だった患者さん。なかなか退院後のイメージがもてなかったので運動にも難渋したため，家族も含めて退院後の生活について具体的な話し合いをしました。その直後から，退院のために患者自身が行わなければならないことを理解され，離床や更衣などを自発的に行うようになりました。

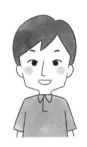

運動の効果を疑っている患者さん。はじめは運動することに対しても拒否的でした。運動をすることでどのようによいことがあるのか具体的に説明をしたり，「足の上がりがよくなりましたね」「歩くのが速くなりましたよ」などと具体的に効果を示した結果，運動に意欲的に取り組むようになりました。

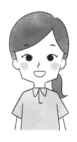

現場で活用できるコツ
前と比べて，どこがどの程度よくなったかを具体的に伝えることで，運動の効果がわかりやすくなり，意欲向上に繋がり運動が続けやすくなります。そのためには，普段の様子や変化を注意深く観察し，何のためにリハビリテーションや運動を行うのかを目標とともに提示し，共有するとよいです。

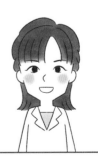

運動や活動の継続を推奨する

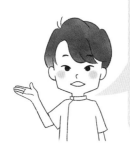

訪問リハを行っている患者さん。少し難しい自主トレーニングを指導したところ，患者さん，家族ともに受け入れが悪く，うまく実施できませんでした。簡単な課題に変更するとともに，好きな歌を歌いながら課題を行うことで，とても楽しそうに実施することができました。また，患者さん自ら若い頃の話をするようになり，表情も豊かになってきました。家族も「若返ったみたい」と変化を実感され，今でも一緒に楽しく自主トレーニングを継続しています。

「膝が痛い」と言って来院した患者さん。足の筋肉は痩せ細り，足を引きずって歩いていました。話を聞くと，痛みが出てからは「安静第一」と思い込み，1日中ベッドの上で生活していたようです。イラストつきの運動メニューをわたして，痛みの出ない範囲での運動を提案しました。その後，徐々に筋力がついて足を引きずらなくても歩けるようになり，引き続き生活のなかに定期的な運動を取り入れて元気に生活されています。

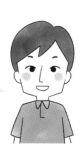

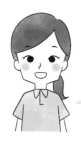

リハビリテーションの時間以外にはなかなか運動をしてもらえない患者さん。カレンダー形式の運動日誌をわたし，ストレッチをした際には「正」の字を書くようにお願いしました。その後，ほぼ毎日空いた時間にこまめにストレッチをするようになりました。カレンダーには「正」の字のほか，その日の一言なども書くようになり，今でも継続しています。

現場で活用できるコツ
一人でコツコツと運動を続けることは大変です。家族と一緒に取り組んでいただく，取り組みやすい内容から導入する，成果を見える化するなどの方法で継続して運動に取り組める環境を工夫しましょう。また成果があれば褒めることも大切です。高齢の方が運動や活動を続けることの大変さを理解し，共感しながら接することで信頼関係が得られやすくなります。難易度の設定は患者さんと状況によりますが，なるべく満足感や達成感を得られるよう，メニューを工夫してみましょう。

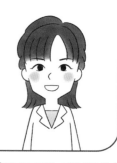

【伊藤直樹・川村皓生】

# 7-3　日常生活で活用できるコツ

　疾患や心身の状態に応じて生活のなかで活用できる可能性のある補助具や福祉用具，住まいの工夫について紹介します。歩行補助具は種類別の特徴や注意点について，福祉用具は比較的多く利用されているものを中心に，その使用方法や適応となる状態について説明しています。必要に応じて参考とし，生活動作の負担を減らしつつ運動・活動の機会を作っていきましょう。

　なお，ここで紹介しているものはあくまで一例です。詳しくは福祉用具専門店，または居住地の市区町村の福祉課や地域包括センター，社会福祉協議会などに問い合わせてください。

## 7-3-1. 歩行補助具

　歩行補助具とは，杖，歩行器，歩行車などの歩くことをサポートする道具のことを指します。一部の歩行補助具は介護保険でレンタルすることもできます。

### 1) 歩行補助具の貸与（レンタル）

　介護保険制度を利用することで福祉用具貸与事業者からの貸与の対象となるものもあります。貸与する際は，ケアマネジャーや地域包括支援センターに相談し，福祉用具貸与事業者を選定してもらいましょう。

　貸与対象の歩行補助具は，福祉用具専門相談員による定期的なメンテナンスやアフターサービスを受けることができます。

### 2) 貸与（レンタル）対象外の歩行補助具

　一般的に，一本杖やシルバーカーは介護保険での貸与対象外となっています。福祉用具専門店やホームセンターで購入することができます。

### 3) 歩行補助具の選び方

　身体状況，使用場面，生活環境，家屋の構造など個人差があるため，専門の医師や理学療法士，作業療法士，福祉用具専門相談員などに相談して適切な歩行補助具を選びましょう。

　杖の選び方を**表7-2**に，歩行器・歩行車の選び方を**表7-3**にまとめました。

**表7-2　杖の選び方**

| | 適応 | 特徴 | 注意点 |
|---|---|---|---|
| 一本杖 | ・比較的バランスが良好で安定した歩行が可能な方<br>・歩行中に軽い支えが欲しい方 | ・もっともスタンダードな杖<br>・持ち運びに便利な折りたたむタイプの杖もある | ・杖先のゴムの劣化を認めたら交換する<br>・介護保険での貸与対象外 |
| ノルディック杖 | ・歩行に不安を感じる方<br>・安全にウォーキングをして効率的に体力をつけたい方 | ・両手でポールを使用することで体を大きく動かすことができて全身運動が行える | ・握り手部分のストラップがはずれないように装着する<br>・狭い場所での使用の際は接触事故に気を付ける |
| 四点杖 | ・バランスに自信のない方<br>・杖にしっかりと荷重をかけてゆっくり歩行される方 | ・一本杖より体重をかけて歩行できる<br>・床面との接地する面積が広いほど杖の安定性は高い | ・4本の杖先をしっかりと地面につけて垂直に体重をかける必要がある<br>・平らな場所での使用に適しており，不整地での使用では不安定になり危険である |
| サイドウォーカー | ・バランスに自信のない方<br>・立ち上がりの補助として使用したい方 | ・四点杖よりも安定性に優れている<br>・杖の接地する面積が広く十分に体重をかけて歩ける | ・杖が大きいため，狭い場所での使用では杖の操作が難しい<br>・速く歩く方や不整地での使用は不向きで，広く平らな場所での使用に適している |
| ロフストランド杖<br>プラットホーム杖 | ・指や手首に力が入りにくい方<br>・指や手首に変形があり負担をかけたくない方 | ・握り手と別に腕や前腕を支えるカフがある<br>・腕の力も使うことができ握力が弱い人でも使用できる | ・前腕を支えるカフで肘の屈伸の動きを妨げない位置に合わせる |
| 松葉杖 | ・両足に均等に体重がかけられない方<br>・骨折後に免荷が必要な方 | ・体重を支える握り手と脇当てがある<br>・脇当てを腕と側胸部で挟むことで杖の安定性が増す | ・脇当てで脇の下の神経を圧迫しないよう注意 |

**表7-3 歩行器・歩行車の選び方**

| | 適応 | 特徴 | 注意点 |
|---|---|---|---|
| 固定型歩行器 | ・バランスに自信のない方<br>・ゆっくり1歩ずつ移動したい方 | ・歩行器を持ち上げて前に出し，身体を支えながら1歩ずつ前に進むことができる<br>・歩行器の接地面が広く十分に体重をかけることができる | ・歩行器を持ち上げる必要があるため，腕の力が必要<br>・歩行器を持ち上げたときにバランスを崩す方には不向き |
| キャスター付き歩行器 | ・歩行器を持ち上げることができない方<br>・バランスに自信のない方<br>・ゆっくり1歩ずつ移動したい方 | ・前方2脚，または4脚に車輪がついており容易に前方に進むことができる<br>・体重をかけることでストッパーが作動してゆっくり歩くことが可能 | ・車輪が付いているため，体重をかけすぎるとバランスを崩しやすく注意が必要 |
| 4輪歩行車<br>前腕支持型歩行車 | ・シルバーカー歩行に不安がある方<br>・バランスに自信のない方 | ・ハンドルが「コの字」になっているため体重をかけて歩くことができる<br>・前腕支持型では，腕で上半身を支えることができる<br>・シルバーカーより安定性が高い | ・前かがみにならないようにハンドルに身体を近づけて歩く |
| シルバーカー | ・比較的歩行が安定しており，自立歩行が可能な方<br>・外出や買い物のときの荷物の運搬に利用したい方 | ・小回りが効きやすく荷物の収納が可能<br>・大きさにより操作性が異なる | ・一般的にシルバーカーは自立歩行が可能な方が適応とされている<br>・シルバーカー歩行に不安がある方は，歩行車の使用が望ましい<br>・介護保険での貸与対象外 |
| 抑制ブレーキ付き歩行車 | ・姿勢が前かがみになり早足になってしまう方<br>・坂道で足が遅れてしまいついていかれない方<br>・握力が弱くハンドブレーキの操作が難しい方 | ・ブレーキ機構が車輪の中に内蔵されており，急加速による転倒を予防できる | ・通常の歩行車と比較して重量があるため段差の解消が大変<br>・重量があるため，車への積み下ろしなど，持ち運びには適さない |

## 4）杖や歩行器の高さ調整

　杖の高さを調節するときには靴を着用した状態で調整します。**図7-1**に杖や歩行器の高さ調整の目安をまとめました。身体に合わせて使いやすい高さ，力が入りやすい高さについては，理学療法士や作業療法士，福祉用具専門相談員と相談して調整します。

**図7-1　杖や歩行器の高さ調整の目安**

**杖**

□ 杖は足部から15cmほど斜め前につく
□ 握ったときに軽く肘が曲がる

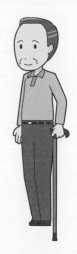

**歩行器・歩行車**

□ 握ったときに軽く肘が曲がる
□ 身体を楽に前に倒した姿勢

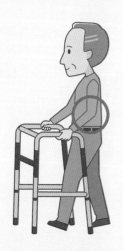

**松葉杖**

□ 杖は足部から15cmほど斜め前につく
□ 握ったときに軽く肘が曲がる
□ 脇当てと脇下の間に指2本分入る
＊一般成人は身長から41cm引いた長さで対応可能

● 松葉杖の長さの決め方

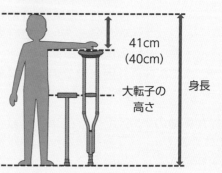

41cm
(40cm)

大転子の高さ

身長

● 松葉杖の合わせ方

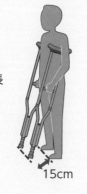

15cm

**前腕支持型歩行車**

□ 肩に無理に力が入らず真っ直ぐ立つ
□ 脇を閉めて肘が90度に曲がっている
□ アームレストパッドに前腕を乗せる

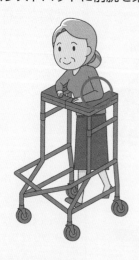

【岩瀬拓・植田郁恵・上野貴之・太田隆二・神谷武・神谷正樹・小島由紀子・白本健太・鈴村彰太・谷本正智・塚本桃菜・中尾優人・牧賢一郎・松村純・山中勇二】

## 7-3-2. 福祉用具

### 歩行関連用具：適切な杖を選択しましょう

　一本杖，ロフストランドクラッチ，四点杖（多点杖），松葉杖などさまざまな種類があります。一本杖で支持できるのは体重の20～30％程度のため，それ以上の負荷がかかる場合は2ヵ所以上支持点がある杖や歩行器を選択する必要があります。

　杖の長さの目安としては，杖先を足先の15cm前・外側についたときに肘の関節が約150度となるような高さが適当です。

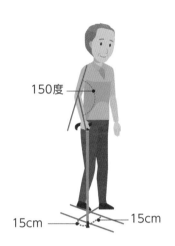

150度

15cm　　　15cm

### 家事関連用具：症状や目的に合わせた道具の選択や工夫をしましょう

　料理や掃除，洗濯などを効率的にするためのさまざまな道具・福祉用具がありますが，使用方法や症状によっては向き・不向きがあります。生活のスタイルによっても選択が異なるため，家事などで気になる症状がある場合，専門家に相談することをお勧めします。

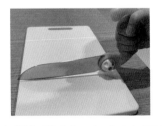

手首の負担を軽減するための包丁とまな板

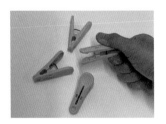

少ない力で開くことができ，開いた状態で止まる洗濯バサミ

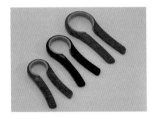

瓶やドアノブなどを操作する際に，指の関節の負担を軽減するグリップ

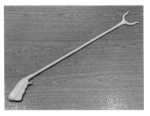

床の物をかがむことなく，拾い上げるためのリーチャー

### 起居関連用具：据え置き型の手すりなどで
### より安全に起き上がり・立ち上がりをしましょう

⌄

　立ち上がりや座った姿勢の安定性を高めるために導入します。介護用ベッドにはオプションとして移乗バーがありますが，一般的なベッドや敷布団でも対応可能な手すりもあります。

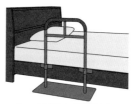

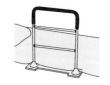

ベッド横に設置する手すり

敷布団用の立ち上がり補助手すり

### 排泄関連用具：立ち上がり動作の負担を軽減します

⌄

　補高便座や据え置き型の手すりなどを用いることで，関節の痛みや筋力の低下に対して，便座からの立ち上がりを補助することができます。ただし，同居家族にとっての使い勝手についても検討する必要があります。

　また，夜間での移動能力に不安がある場合，ポータブルトイレなどの簡易トイレを選択する場合もあります。

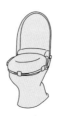

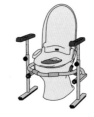

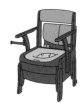

補高便座

据え置き型のトイレ用手すり

ポータブルトイレ

### 入浴関連用具：浴槽内での事故を予防し，安全に入浴しましょう

⌄

　シャワーチェアーや浴槽内台は，関節の変形や人工関節などにより股関節の運動範囲に制限がある方に対して立ち上がりをより安全とするために必要な道具となります。

　浴槽内の滑り止めマットは，立ち座りの際に足への滑り止めとして用います。しかし，入浴中に足が浮いてしまうと，はじめの位置よりも浴槽の前方に移動してしまうため，臀部から足の裏まで全体的に設置する程度の大きさを推奨します。

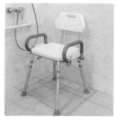

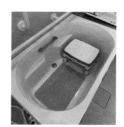

シャワーチェアー

滑り止めと浴槽内台

## 整容関連用具：片手で使用できるものや、関節の負担を軽減する道具もあります

整容には衛生面から身だしなみなどの幅広いテーマが含まれています。運動麻痺などの症状や関節への負担を考慮して動作を諦めてしまうのではなく、道具を工夫することで、動作を安全で効率的に行える場合があります。

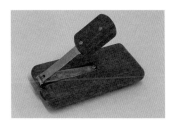

指先の負担を軽減できる爪切り

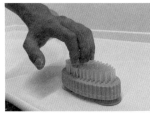

爪の間を洗うための吸盤付きブラシ

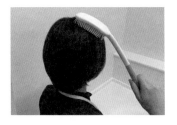

手が頭に届かなくても使用できる長柄ブラシ

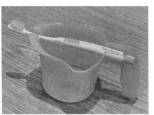

片手で歯ブラシに歯磨き粉をつけることもできるコップ

## 更衣関連用具：関節の負担を考慮して着替えを行いましょう

靴下や靴を履く際、足先まで手を伸ばそうとすると、股関節を深く曲げる必要があります。股関節や膝関節の変形や人工関節を使用している場合、関節の運動範囲に制限があるため、補助具の使用を推奨します。

また、ボタンの取り付けには、指などの小さな関節に負担がかかるため、関節リウマチなどの症状がある場合、補助具を使用したり、衣服をリフォームするなど、関節への負担を軽減する必要があります。

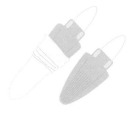

前屈みにならなくても靴下を履くことができる補助具（p.183参照）

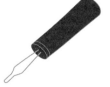

ボタンホールをくぐり抜けさせるための補助具

## 食事関連用具：症状に合わせた道具を選択しましょう

　手の関節の変形や筋力の低下，運動の麻痺，飲み込みの障害など，それぞれの症状に応じて補助具を選択する必要があります。

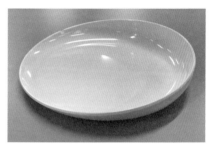

すくい取りを補助する皿
手や腕の機能障害などによりすくい取る動作が障害されている場合に使用されます

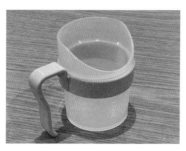

飲み込みに配慮したコップ
首を後方に傾けることなく，最後まで飲めるように設計されています

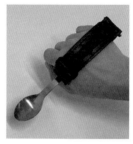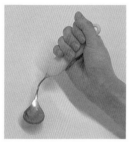

角度を変えられるスプーン・フォーク
手首の障害・麻痺などに対して，すくい取りや口への運び込みを補助します

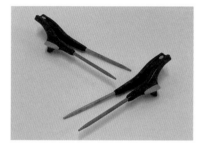

バネのついた箸
手指の障害・麻痺などに対して，箸のつまみ動作を補助します

【岩瀬拓・植田郁恵・上野貴之・太田隆二・神谷武・神谷正樹・小島由紀子・白本健太・鈴村彰太・谷本正智・塚本桃菜・中尾優人・牧賢一郎・松村純・山中勇二】

<ソックスエイド（腰をかがめずに靴下を履く方法）>

　腰や股関節の動きが悪く，かがむことが難しい方に推奨される着替えを助ける補助具です。市販されていますが，作成することもできます。

## ソックスエイドの使用方法

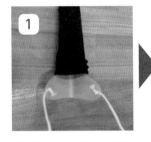 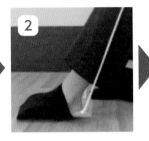 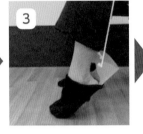 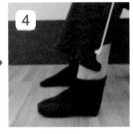

①ソックスエイドを丸めて筒状にし，靴下を履かせる。

②靴下の中に足を入れる。

③つま先部分がしっかりソックスエイド内に収まるように引き寄せる。

④ふくらはぎを沿うように紐を引っ張り，ソックスエイドを引き抜く。

## ソックスエイドの作成方法

【用意するもの（材料はホームセンターなどで購入できます）】
- 型紙1枚
- 柔軟性のあるプラスチック板（透明・半透明が便利。シート状の薄いまな板のような素材がお勧め）A4サイズ以上
- 紐　約200cm　●はさみ　●穴あけパンチ　●油性ペン

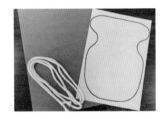

【手順】

1. 油性ペンを使って，型紙をプラスチック板に写す

2. はさみでプラスチック板を切る

3. 穴あけパンチで2ヵ所に穴を開ける

4. 紐を穴に通して，抜けないように結んで完成
　　紐の長さは少し長めに用意し，使いやすい長さに調整する

ソックスエイドの型紙は，QRコードから印刷用ページにアクセスできます。必要に応じて印刷してお使いください。

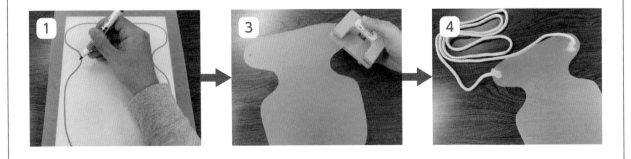

## 7-3-3. 住宅改造

　住宅改造の一例を**図7-2**に示します。

**図7-2　住宅改造の例**

### トイレの手すり・段差の解消

立ち座りに最適な高さで手すりを取り付けます。出入り口の高低差を解消するか,手すりを設置し,つまづきを予防します。

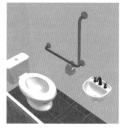

### 玄関の段差解消・手すり

手すりの取り付けや上り框を2段に分けることで昇り降りを楽にします。

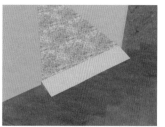

### 部屋の出入り口の段差の解消

出入り口の高低差を解消するか,手すりを設置することで,つまづきによる転倒を予防します。

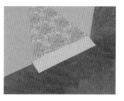

### 玄関アプローチの手すり・スロープ

外出の際の出入りを楽にしますが,杖や歩行器などの移動時の補助具の条件によって選択肢が異なります。

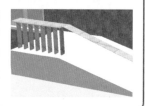

### お風呂の手すり・すのこ

立ち上がりや浴槽からの出入りを安全にするために手すりを設置します。また,引き戸を折れ戸に交換したり,またぎやすい高さの浴槽への交換,すのこを用いて出入り口との段差を解消するといった方法があります。

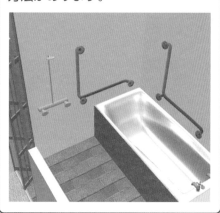

### 階段の手すり・滑り止め

手すりの取り付けによって,昇り降りを楽に行えるようにします。また,滑り止めによって転倒・転落を予防します。

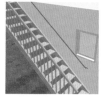
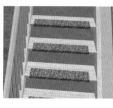

### 手すりの種類

一般的には棒状ですが,上面が平たいタイプもあり,握らずに肘から体重を支えやすくなります。

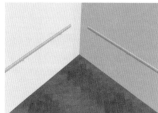
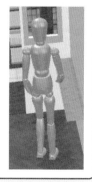

# 第8章

新しい活動の場,
未来のリハビリテーション

# 8-1　遠隔リハビリテーション・遠隔コミュニケーション

## 8-1-1. 自宅に居ながらオンラインで複数の人と交流

　普段, 私たちがリハビリテーションを行う際には, 一般的に, 対面で一対一の治療が行われます。しかし, 今後, さらに高齢化が進めば, 独居で介護者がいないため1人では外出できない人, 運転ができなくて病院に行く手段がない人, 病気のため病院に行く体力がない人, 寝たり起きたりの生活で長距離の移動ができない人などが増え, 多くの人が医療難民になることが予想されます。また, たとえ, 身体の状況や環境が良好であっても, 新型コロナウイルス感染症のような感染症が蔓延すると, 外出を控え, 病院に通院できなくなる場合もあります。長期的な活動自粛や閉じこもり生活は, 人との交流を減少させ, 社会的な孤立や運動機能・認知機能の低下を招きます。

　そこで, より重要視されはじめたのが,「遠隔リハビリテーション」や「遠隔コミュニケーション」の考え方です。最近は, 電話回線やインターネット回線などの情報通信技術の発達により, スマートフォンやパソコンなどを用いて病院と自宅をつないでリハビリテーションを行ったり, 複数の人と直接つながったりして会話することができるようになりました。この技術により, 対面でなくても, 画面を通じて, リハビリテーションの方法を学んだり, さまざまな相談をしたり, アドバイスを受けたりすることができます。直接会っているわけではないので「遠隔」という言葉を用いますが, 画面のなかでは人が目の前にいるので, とても近くで他者と交流しているように感じます。実際に体に触れた指導を受けることができないことと, スマートフォンやパソコンなどの特別な機器を準備しないといけないことが, 高齢者にとっては問題です。しかし, 逆に考えれば, 必要な機器を準備し, 使用方法さえ習得すれば, 世界中の人とつながったり会話したりできるため, 自宅から出ることができなくても, オンラインで多くの人と交流できるメリットは大きいです。もちろん, 直接的に人とコミュニケーションを取ったり, 共同で作業することも大切です。可能な範囲で対面の活動も行いましょう。

## 8-1-2. 身近な存在になりつつあるロボット

　最近は高齢者の支援を目的とした介護ロボットの開発も進んでいます。一家に一台かわいいロボットがいて, 薬を飲む時間を教えてくれたり, リハビリテーションスタッフとやりとりしてくれたり, トイレに誘導してくれたり, という生活も夢ではないかもしれません。またいろいろな電化製品がインターネットにつながり, AI(人工知能)技術を用いて自動的に制御されるという生活もすでに想定されています。

　技術は日々進歩し, 世界は新しくなっていきますが, このような技術を用いるためにも, 認知機能や身体機能をよりよく保ち, いかに健康で長生きするかが重要です。将来のためにも, まずは, 健康の維持に努め, 脳の活性化のためにも, スマートフォンやパソコンの使用など, なるべく新しいことにも挑戦しましょう。

【大沢愛子】

## 8-2　新しい活動の場：オンライン通いの場アプリ

### 8-2-1. スマートフォンの利用について

　高齢者では，まだまだスマートフォンを利用している人は少ない状況ですが，60歳以下の成人では，ほとんどの人がスマートフォンを利用して生活に欠かすことのできない端末になっています。スマートフォンは，電話機能の他に，電子メールの送受信，文書の作成・閲覧，写真・ビデオ・音楽の撮影・閲覧・再生，カレンダー機能，住所録，計算機などの機能を搭載しています。その他にもアプリケーションをダウンロードすれば，ニュース視聴，天気予報，ラジオ，電車乗り換え支援，カーナビゲーション，電子決済，株式投資，銀行振込，各種ゲームなど多様なサービスを受けることが可能です。

　このようなアプリケーションの利用は，慣れてしまえばそれほど難しいものではありませんが，慣れるまでは必ずしも簡便ではなく支援が必要となる場合があります。最近では，多くの通信会社がスマートフォンの使い方教室を実施していますので，慣れるまでの支援を受けることができるようになってきました。また，地域のスマートフォン教室が開催されている場合もありますので，利用してみるといいかもしれません。

　スマートフォンがない場合には，テレビやラジオで情報収集することになりますが，スマートフォンがあればパソコンと同じように，自分の知りたい情報を瞬時に知ることが可能です。たとえば，「認知症」とキーワードを入力して検索すると約9440万件の情報が抽出されます。このように膨大な情報を得ることが可能ですが，有益な情報を選択しなければならないといった問題が発生します。テレビやラジオは，流される情報が吟味されていておおむね信頼できる情報を得ることができますが，インターネット経由の情報は個人が情報発信することができるため，必ずしも正しい情報であるとは限りません。たとえば，最近では新型コロナウイルス感染症関連で「日本で販売されているトイレットペーパーの製造元・原材料調達は中国に依存しているため，近いうちに入手できなくなる」との情報が拡散して各地でトイレットペーパーの買い占めが発生したことは，まだ記憶に新しいことです。このような問題があるとはいえ，スマートフォンが提供する情報は有益ですので，多くの高齢者の方にできるだけ早く利用することをお勧めします。

### 8-2-2. オンライン通いの場アプリ

　新型コロナウイルス感染症の感染拡大防止のために，活動の自粛が呼びかけられ生活習慣が大きく変化しました。外出を控えることで，身体活動量が30％程度減少したとの報告がなされていて，この状態が続くことで，感染とは別に活動不足による心身の悪影響が懸念されます。高齢者が活動する場（通いの場）を身近な場所で作って介護予防を促進する取り組みが進められてきました。しかし，新型コロナウイルス感染症の影響で多くの通いの場が閉鎖されてしまい，活動する機会が失われた方も多くいます。本当は友人と会って話をすることがいいですし，一緒に歌ったり運動したりすれば，一人でするより楽しみも倍増しますが，現在の状況では安全に一人でできる活動を探すことも必要です。このような背景から国立長寿医療研究センター

では，高齢者の活動を支援するためのアプリケーションを開発しました（図8-1）。このオンライン通いの場アプリには，「高齢者のための在宅活動ガイド：HEPOP」が収録されていて必要な運動プログラムを見ることができます。また，各地のご当地体操の閲覧，散歩コースの自動作成による外出支援を行っています。今後は機能を拡充して，他者とのコミュニケーション，脳活性化トレーニング，買い物機能などを搭載する予定となっています。

　要介護状態や認知症を防ぐためには，活動をすることが非常に重要となります。たとえば，認知症の大部分を占めるアルツハイマー病発症と活動実施との関係をみると，習慣的に読書，楽器演奏，ゲーム，ダンスを実施していた人はしていなかった人に比べて発症リスクが35～76％減少していたことが明らかとされています（図8-2）[1]。オンライン通いの場アプリは，運動，知的活動，オンライン上での他者との交流ができるアプリケーションですので，総合的な活動の促進が可能で，認知症などの予防にとって有益である可能性があります。その効果を検証するための研究も始まっていますので，効果が確認されたら報告したいと思います。ぜひオンライン通いの場アプリをご活用ください。

**図8-1　オンライン通いの場アプリの紹介**

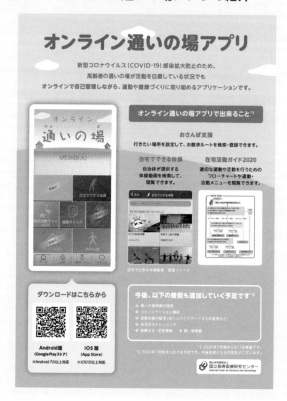

**図8-2　活動実施によるアルツハイマー病発症の危険性減少**

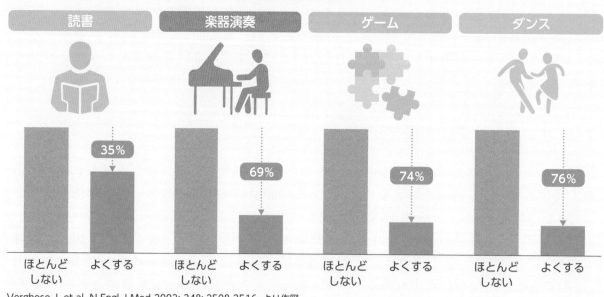

Verghese J, et al. N Engl J Med 2003; 348: 2508-2516. より作図

【島田裕之】

## 8-3　新しい福祉の形：ロボット技術の活用

### 8-3-1. 高齢者の生活支援とロボット開発

　近年におけるロボット技術やAIの進歩により，高齢者の生活を支援するためにそれらを活用しようとする機運が高まっています。特に日本では，少子高齢化に伴う介護人材の不足が喫緊の問題となっており，高齢者や家族，医療者，介護職員を対象とする「介護の現場」で活用されるロボット開発が，急ピッチで進んでいます。しかしながら，現段階でのロボットの能力は，高齢者の生活の隅々まで支えてくれるレベルまで達していません。むしろ，ロボットの能力は限定的であることから，高齢者の生活場面に応じてロボットを使い分ける必要があります。つまり，使い手が，それぞれのロボットの特徴を知り，その効果が発揮される場面を理解したうえで活用することが望まれています。

　これまで，高齢者の生活を支援するロボット開発は，2012年に厚生労働省と経済産業省によって「ロボット技術の介護利用における重点分野」を策定したことで大きく動き出しました。それから重点分野の改訂を経て，現在では，①移乗，②移動，③排泄，④入浴，⑤コミュニケーションの5つの分野が中心となって進められています（図8-3）[2]。そのなかには，高齢者の移動，排泄，入浴にかかわるそれぞれの場面でサポートしてくれるロボットや，移乗介助時にパワーアシストをして，介護者の腰への負担を軽減してくれるロボットがあげられます。また，昨今においては，新型コロナウイルス感染症の影響で，これらのロボットを活用した新しい介護の在り方が期待されています。

　そこで，これまで開発されてきた分野からいくつかのロボットを取り上げ，各ロボットの特徴や効果について紹介するとともに，ロボットを活用した感染症予防策としての新しい可能性について以下に紹介します。

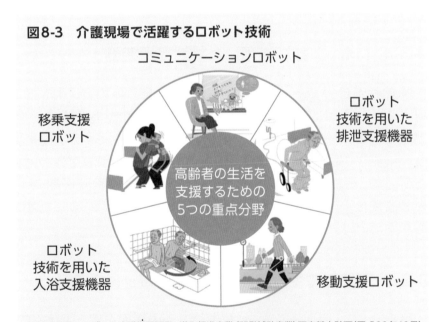

**図8-3　介護現場で活躍するロボット技術**

経済産業省. ロボット介護機器開発・導入促進事業（開発補助事業）研究基本計画（平成29年10月）
https://www.amed.go.jp/content/000021895.pdf　より作図

### 8-3-2. 移乗支援ロボット

　在宅介護の現場において，ベッドから車椅子，車椅子からトイレといった移乗介助にかかる動作は，介護者の負担軽減につながり，腰痛発生要因の一つにもなっています。この移乗介助時に，ロボット技術を用いて介助者のパワーアシストを行ってくれる装着型の移乗支援ロボット

があります。この移乗支援ロボットは，一人で着脱可能で，あらゆる移乗場面で使用することができます。もちろん，使いこなすためには一定期間の練習が必要ですが，継続的に使うことで，装着時間が大幅に軽減でき，腰痛予防としての効果が期待できます。さらに使いこなすと，移乗場面以外における重い荷物の上げ下ろしや，前傾姿勢での作業においても活用できると考えられます。これらの機器は，空気圧でできるものや，モーター式のものがありますが，モーター式を使用する際にはバッテリーの充電作業が必要なので，決まった時間に充電するなどの工夫が必要になります。

## 8-3-3. コミュニケーションロボット

　コミュニケーションロボットは，たとえばベッドに座り続けていると「部屋の外に出ませんか？」と声をかけてくれるように，高齢者の反応や状態に合わせて会話をしてくれるロボットです。現在は，新型コロナウイルス感染症の影響で，施設にいる高齢者は家族と面会ができない状況が続いています。その意味においても，高齢者に会話を促し歌やダンスで楽しませてくれるコミュニケーションロボットの活用が期待されています。また，コミュニケーションロボットには，高齢者の運動を促すための体操やレクリエーションプログラムが搭載されています。この機能を利用すれば，ロボットが職員の代わりとなって体操を指導することができます。この取り組みは，職員の負担軽減を図るだけでなく，職員が声を出す機会を最小限に抑えるための感染予防策としても注目されています。

## 8-3-4. ロボット技術を用いた排泄支援機器

　高齢者が自力でトイレまで行くことが難しい場合，ロボット技術を用いた排泄支援機器を導入することで，自立して排泄を行える可能性があります。この排泄支援機器は，設置位置が調整できるポータブルトイレの位置付けになりますが，従来型のポータブルトイレとは異なり，水洗式で処理できる機能や，自動で排泄物をラッピングする機能が搭載されています。したがって，汚物処理にかかる負担軽減や，臭いの軽減が期待できます。ただし，排泄支援機器の設置には，工事が必要な場合があるので，開発メーカーと相談したうえで導入を図る必要があります。

## 8-3-5. 高齢者の生活場面に応じたロボットの活用

　移乗，コミュニケーション，排泄の3つの場面を例として，高齢者の生活を支援するロボットを紹介しました。いずれにおいても，それぞれの生活場面で使い分けることで，介護者の負担軽減や高齢者の自立支援といった効果が生まれます。また，ロボットの使い方をさらに工夫することで，非接触を促進する感染予防策としても期待できます。このように，高齢化率で先行する日本こそが，世界に先駆けてロボットを活用し，時代のニーズに合わせて，より健康長寿を実現できる社会を構築していく必要があると考えます。

【加藤健治】

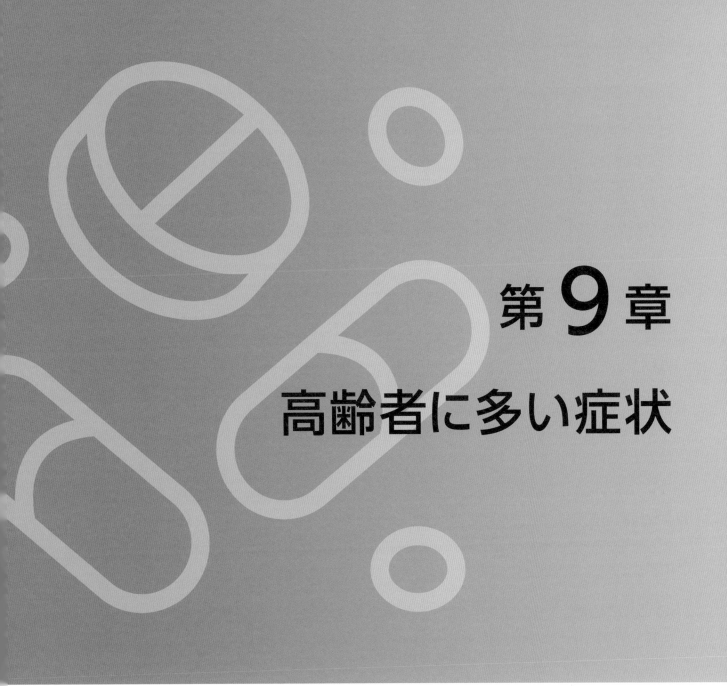

# 第9章

# 高齢者に多い症状

# 9-1　骨粗鬆症

骨粗鬆症は，骨が脆くなって骨折しやすくなった状態です。咳やくしゃみで肋骨にひびが入った（肋骨骨折），転んで手をついたら手首を骨折した（橈骨遠位端骨折），尻もちをついたら背骨を骨折した（脊椎圧迫骨折），転んだら足の付け根を骨折した（大腿骨近位部骨折）などが骨粗鬆症に典型的な脆弱性骨折の例です。また，身長が年間3cm以上縮んだことで脊椎骨折が見つかることもあります。

## 発症機序

私たちの体では，ホルモンなどさまざまな調節物質の働きで，古い骨を取り除き（骨吸収），新しい骨に作りなおす（骨形成）プロセスが適切に行われ（骨リモデリング），骨の強度（量と質）が維持されています。骨粗鬆症は，加齢や閉経，疾患などにより，骨形成に比べ骨吸収が優勢になることで発症します。なお，適切な骨リモデリングの大前提は，十分な栄養摂取と重力の負荷・筋肉からの刺激，すなわち運動です。骨を作る骨芽細胞を使った最近の研究[1]から，食事に伴って小腸から分泌されインスリン分泌を促すインクレチンというホルモンが，この細胞の動きを活発にすることがわかっています。ですから，健康的な生活習慣が骨粗鬆症の予防にも有効です。

## 原発性骨粗鬆症と続発性骨粗鬆症

骨粗鬆症の診断は骨密度の低下と脆弱性骨折の有無により行い，原発性骨粗鬆症と続発性骨粗鬆症，の2つに大別されます。

### ・原発性骨粗鬆症

加齢や閉経のほかに骨粗鬆症の原因がないもの，すなわち，続発性骨粗鬆症が否定されたものです。特発性男性骨粗鬆症，妊娠後骨粗鬆症もここに含まれます。

### ・続発性骨粗鬆症（表9-1）

骨量低下をきたす原因疾患を認めた場合で，原因疾患の治療が必要です。薬物にも骨量低下を起こすものがあり，特にステロイド薬が重要です。

骨粗鬆症は，骨折による運動の制約から①骨量のさらなる低下，②転倒への恐怖心による活動低下，③生活習慣病の悪化，④内臓機能の低下と，負の連鎖反応を引き起こすため，老年症候群の悪化やフレイルの促進を招くことが問題です。予防だけでなく，骨折前に診断し，適切な治療につなげることが大切です。したがって，骨粗鬆症の予防に役立つ健康的な生活習慣の啓発と，早期発見のための骨密度測定が重要です。

表9-1　続発性骨粗鬆症の主な原因

| 分類 | 主な疾患・薬剤 |
|---|---|
| 内分泌性 | 甲状腺機能亢進症，性腺機能低下症，クッシング症候群など |
| 栄養性 | 胃切除術後，吸収不良症候群，神経性食欲不振症など |
| 薬物 | ステロイド薬，甲状腺ホルモン薬，向精神薬，抗うつ薬など |
| 不動性 | 臥床安静，対麻痺，廃用症候群，骨折後（局所性）など |
| 先天性 | 骨形成不全症，マルファン症候群 |
| その他 | 慢性関節リウマチ，糖尿病，慢性腎臓病，肝疾患，慢性閉塞性肺疾患（COPD），アルコール依存症など |

【德田治彦】

# 9-2　便秘症

## 便秘と便秘症

　便秘は，「本来，体外に排出すべき糞便を十分量かつ快適に排出できない状態」と定義され，排便回数や排便量が少ないために糞便が大腸に滞った状態，または直腸内にある糞便を快適に排出できない状態を表します[2]。

　便秘による症状が現れ，検査や治療を必要とする場合を便秘症といいます。その症状は，①排便回数減少によるもの（腹痛，腹部膨満など），②硬便によるもの（排便困難，過度のいきみなど），③便排出障害によるもの（軟便でも排出困難，過度のいきみ，残便感，残便感による頻回便など）があります[2]。

## 慢性便秘症

　慢性便秘症は，病態により①大腸通過遅延型（排便回数の減少が特徴），②便排出障害（排便困難が主症状）に分類されます。原因によっては，①器質性便秘（大腸の形態的変化を伴う：狭窄性，非狭窄性），②機能性便秘（大腸の形態的変化を伴わない：排便回数減少型，排便困難型）に分類されます。

　高齢者，特に70歳以上で慢性便秘症の有病率は増加します。その要因としては，①腸管運動に関与する神経の加齢変化，②生活習慣の変化があげられます（図9-1）[2]。生活習慣の変化としては，精神状態の変化，併存疾患，処方薬，運動量の減少，食事量・質の変化などがあります。それらの要因が絡み合って慢性便秘症を生じます。高齢者の慢性便秘症では，まずそれらの要因を評価することが重要です。

・診断

　診断は，問診，身体診察，検体検査，画像検査，内視鏡検査，専門的機能検査を行います。問診と身体診察の後に，必要と考えられる検査を行い，①慢性便秘症の原因となる大腸がんなどの器質的疾患，糖尿病・甲状腺機能低下症などの基礎疾患がないか，②慢性便秘症を起こす薬剤の使用がないか，③慢性便秘症の原因となる生活習慣がないか，④慢性便秘症の病態は何か，を診断します[2,3]。病態の分類には専門的機能検査が必要ですが，検査を行うことができない施設では，病態分類を念頭において症状分類から診断，治療することが推奨されています。

・治療

　治療は，①器質的疾患，基礎疾患の治療，②原因となる生活習慣の改善，③薬物治療，④バイオフィードバック法，⑤外科的治療があります[2]。高齢者では，生活習慣の変化が慢性便秘症の発症に大きな影響を与えると考えられるので，薬物治療を開始する前に，生活習慣を評価します。慢性便秘症を起こすような薬剤の使用がないか，食事量が減少していないか，食事の内容に問題はないか，運動量が減少していないか，を評価します。生活習慣に問題があれば，原因となっている心理的・社会的問題を評価して，生活習慣の改善を行います。

　薬物治療では，習慣性のない緩下剤を基本として，刺激性下剤は頓用で行います。治療開始後は，治療効果の評価を行います。治療効果が認められない場合は，他の浸透圧性下剤，上皮機能変容薬，胆汁酸トランスポーター阻害薬，漢方薬，消化管運動機能改善薬，プロバイオティクスの追加またはそれらの薬剤への変更を行います。

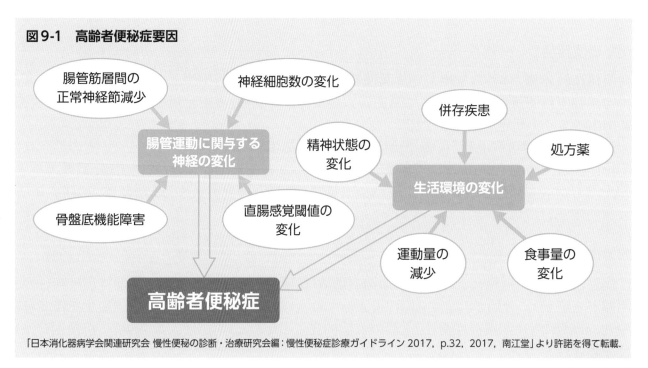

**図9-1　高齢者便秘症要因**

「日本消化器病学会関連研究会 慢性便秘の診断・治療研究会編：慢性便秘症診療ガイドライン2017，p.32，2017，南江堂」より許諾を得て転載.

【西原恵司】

## 9-3　抑うつとアパシー

　加齢に伴って心の問題を呈しやすくなるといわれています。話しかけてもすぐに返事が返ってこない，いつもうなずくばかりで話さない，時に泣いたり，怒りやすくなったりと，他者から見て，昔に比べて性格が変わったかもしれないと感じられたときに，抑うつやアパシー（無気力・無関心）を疑います。

### 抑うつとアパシーの違い

　抑うつとアパシーは似て非なるものです。抑うつは気分の障害で，本人の感情が暗く沈んでいる症状です。この場合，本人もこの問題を自覚していることが多く，治療的な薬の服用などを望んでいるかもしれません。物事がうまくいかないことを自責し，イライラ，クヨクヨしていることもあります。

　一方，アパシーは興味や動機の障害で，何事にも意欲が出ず，無関心であるという状況です。アパシーであることを本人は気づきにくく，訴えもほとんどないために見過ごされやすく，周りの人の気づきが重要になってきます。また，アパシーの高齢者と同居している家族や介護者の介護負担は大きく，認知機能や身体機能の低下による介護負担よりも苦労する場合もあります。

### 心の問題と認知症との関係

　抑うつとアパシーは両方とも認知症の行動・心理症状としてみられることがあります（図9-2）。認知症の人がうつ症状を呈する頻度は高く，4人に1人は何らかのうつ症状がみられます。認知症になり日常生活に支障が出てくると，周囲から覚えていないことやできていないことを指摘されることなどにより，気分が落ち込んでしまうことがあります。

　アパシーは訴えや自覚に乏しいため見過ごされやすいですが，うつ症状と同等かそれ以上の頻度で認知症の人にみられる症状です。認知症の人の抑うつ症状は薬物や行動療法などで緩和する可能性がありますが，アパシーへの対応は苦慮します。抗うつ薬がアパシーを引き起こす可能性もあるので，アパシーを疑ったら認知症の専門家に相談することをお勧めします。

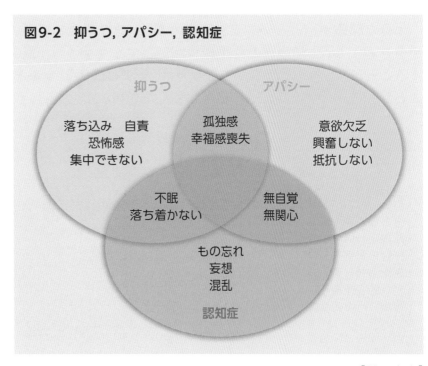

図9-2　抑うつ，アパシー，認知症

【前田圭介】

## 9-4　不眠

　不眠には，①布団に入ってもなかなか眠りにつけない（入眠困難），②眠りが続かず夜中に目が覚めてしまう（中途覚醒），③自分の望む時間より早く起きてしまう（早朝覚醒）があります。これらの症状に加えて，不眠が原因で日中の活動に影響が生じた状態を不眠症といいます。

### 加齢による不眠

　高齢者の不眠は加齢による睡眠の質の変化や，体内時計の変化などが関係しています。高齢者では，①総睡眠時間が減少する，②深い睡眠が減り，浅い睡眠が増える，③睡眠の効率が低下することが示されています。

　体内時計は脳の視床下部に存在し，睡眠覚醒リズムを形成しています。日中は覚醒度を上昇させ，夜間は睡眠を促すように働きますが，加齢によりこのリズムが前倒しになり就寝時間，起床時間が早くなり，結果として早朝覚醒が起こりやすくなります。

### 不眠の原因と対処法

　不眠と関連している身体疾患は，高血圧症，心臓疾患，関節炎，肺疾患，胃食道逆流症，脳卒中，認知症，前立腺肥大症など多岐にわたります。また，痛み，痒み，咳，息苦しさ，夜間頻尿などの症状も眠りの妨げとなります。カフェイン摂取や覚醒作用のある薬（交感神経興奮薬，気管支拡張薬など）の服用も不眠の原因となります。

　不眠に対しては，まず生活習慣，睡眠環境の確認・改善をします。これらは長期的な効果が期待され，高齢者での不眠治療として重要です。近年は副作用が少ない睡眠薬も登場していますが，ふらつきが生じる睡眠薬も多く，高齢者では使用に注意が必要です。また，すでに多くの薬を服用している方は薬物相互作用の点からも安易な睡眠薬の内服には注意が必要です。

　十分な睡眠が取れないことは疲労の蓄積，認知機能の低下，日中の眠気，やる気の低下などを引き起こし，生活の質の低下につながってしまいます。病気の予防の点からもよい睡眠をとることは重要であり，不眠に悩む方は，まずは**表9-2**[6]を参考にして環境を整え，わからないことがあればかかりつけ医に相談してください。

---

**表9-2　良好な睡眠のために**

・就寝環境を整える（音，光，室温，湿度）。
・睡眠や覚醒に関係する薬の効果をチェックする。
・昼食以降はカフェイン，アルコール，タバコ（ニコチン）の摂取を避ける。
・夕方以降に水分を過剰に摂取しない。
・規則正しい食事時刻／就寝起床時刻を保つ。
・午後に昼寝をしない，もしくは30分以内の1回にとどめる。
・外で時間を過ごし，日光を浴びる。
・規則的な運動をする（ただし就寝時間前の運動は避ける）。
・寝床に行くのは疲れたときや眠いときだけにする。

厚生労働省．運動基準・指針の改定のための検討会資料．内藤義彦．疾病予防および健康に対する身体活動・運動の効用と実効性に影響する要因．
https://www.mhlw.go.jp/stf/shingi/2r9852000002q9dz-att/2r9852000002q9k7.pdf

【宮原周三】

# 9-5　褥瘡

　褥瘡は骨突起上に持続的な外力が加わって起こる循環障害で発症する皮膚潰瘍です。疾患や障害がない場合では，持続的外力を回避しようという機序が働くため褥瘡はできません。しかし，さまざまな疾患を合併している患者は持続的な外力を避けることができずに褥瘡ができてしまいます。また，同じ外力でも皮膚や皮下組織の構造によっても褥瘡ができやすい場合や部位があり，褥瘡のリスクがある場合には圧力を軽減するマットレスなどが予防に用いられています。

## 発症部位と状況

　褥瘡は体を動かせば治癒すると思われていることも多いですが，実際は単純ではありません。むしろ，入院患者では病状が回復するときに褥瘡ができやすい傾向にあります。すなわち，疾患から回復して元気になって，頭側を挙上して食事を摂取し，座って機能訓練を受けるようになると，坐骨や尾骨部に褥瘡ができやすくなります。そこで，回復過程にある患者の褥瘡に対してどのように対処したらよいのか。それには褥瘡の発症した部位と状況に注目するとよいでしょう。臀部を自分で触れてみると，寝ているとき，少し体を起こしたとき，座ったとき，状況によって圧力を受ける骨の部位が変化することが理解できます。

　図9-3に褥瘡のできやすい部位を示します。寝ているときにできやすい褥瘡は，仙骨の上にあることが多いです。仙骨はお尻の中央にある幅の広い骨なので褥瘡は大きくなりますが，圧力を軽減するエアマットレスなどで予防しやすくなります。また，離床が進むと改善する傾向にあります。

　電動介護ベッドなどで上半身を起こして食事を摂るようになると，尾骨部に褥瘡がよくみられます。尾骨部は寝ているときには圧迫されることはありませんが，回復期で頭側を挙上することで，外力を受けるようになります。回復期での電動ベッドを用いた上半身の挙上には注意が必要です。

　脊髄損傷などにより下半身麻痺があり，車椅子に長時間座っている患者では，坐骨部に褥瘡ができやすくなります。坐骨部の褥瘡の予防のためには，座るときの体位の工夫や，座ったときのためのクッションなどが重要です。特に，下半身麻痺では下肢の運動を新しく開始するときには十分注意してください。褥瘡のできやすい部位に手を当てて，過剰な圧力がかかってないか確認することをお勧めします。

　効果的に褥瘡の予防をするためには，褥瘡のできた部位と，疾患の状態との関連に留意することが必要です。

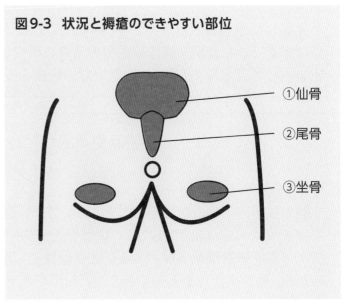

**図9-3　状況と褥瘡のできやすい部位**

①仙骨
②尾骨
③坐骨

【磯貝善蔵】

197

## 9-6　足の皮膚疾患

　足はヒトの二足歩行を支え，歩行時に全身の体重が加わる部位です。したがって，足，特に足底（足の裏側）や足趾（足のゆび）にできる皮膚疾患は歩行機能に影響を与えます。①外傷，熱傷，循環障害などによる足の皮膚潰瘍，②胼胝や鶏眼（タコとウオノメ），③足の爪の疾患（陥入爪，爪白癬など），④足の感染性皮膚疾患（蜂窩織炎など），⑤その他の足にできる痛みや潰瘍を伴う皮膚疾患，これらは歩行機能に影響することから，それぞれの所見や適切な検査から正しく診断することが必要です。さらに，皮膚疾患がある場合でも，足の痛みが別の原因（脊柱管狭窄症や末梢動脈疾患など）のこともあるため，それらの原因による歩行機能低下を除外します。

### 歩行機能に影響する皮膚疾患

　歩行機能に影響する皮膚疾患の発症しやすい部位を**図9-4**に示します。

**図9-4　歩行機能を低下させる皮膚疾患の発症しやすい部位**

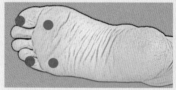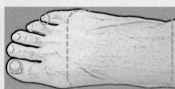

● 外傷,熱傷,循環障害など足の皮膚潰瘍
● 胼胝や鶏眼
○ 足の爪疾患（陥入爪，爪白癬など）
▦ 蜂窩織炎などの足の感染性皮膚疾患

### 皮膚潰瘍

　発症した原因を明らかにして，病状に応じた治療を行います。たとえば，糖尿病や血管炎などでできた皮膚潰瘍は原疾患の治療を優先します。熱傷や外傷では，外用薬や手術を組み合わせて治療するため，一定期間の局所の安静が必要なことがあります。

### 胼胝や鶏眼（タコとウオノメ）

　簡単な処置で痛みが改善します。さまざまな道具を使って処置を行うと，痛みが軽減して歩きやすくなります。しかし，胼胝や鶏眼の原因は過度の圧迫であり，足の形や歩き方によって圧迫を簡単に解消することは困難で，再発しやすく，何度か削って痛みを軽減しながら，靴や歩き方を工夫することで対応します。

## 爪の疾患

爪が変形して皮膚に損傷を与えるようになると，歩行時に痛みを伴います。原因に応じた治療とケアを行いますが，爪の形が変化していくためには長期間(1〜2年)を要するため，根気が必要です。また，靴の選択や爪の正しい切り方も重要です。

## 蜂窩織炎などの足の感染性皮膚疾患

速やかな治療が必要になり，入院を必要とすることがあります。軟部組織の感染では，重度な場合は外科的治療が必要です。蜂窩織炎を起こすと，再発しやすいことが特徴です。

## その他の足の皮膚疾患

足も他の部位と同じようにさまざまな皮膚疾患が発生します。ときに水ぶくれを生じる類天疱瘡や重度の湿疹などの皮膚疾患は痛みを伴い，歩行が難しくなることがあります。

【磯貝善蔵】

# 9-7　リンパ浮腫

　リンパ浮腫とは，治療部位の近くの腕や足にリンパ液が溜まり，腕や足のむくみ，皮膚が硬くなる，腕や足が重だるくなるといった症状をきたします。リンパ液が滞ると，細菌感染しやすくなり，蜂窩織炎という重篤な合併症を起こすこともあります。

　リンパ浮腫は，乳がん，子宮がん，卵巣がん，前立腺がんなどの手術でリンパ節切除を行った後に生じやすく，その他に放射線治療や薬物療法後にも生じることがあります。がん治療後すぐにみられることもあれば，数年以上経過してから現れることもあります。リンパ浮腫がいったん生じると完治が難しいため，日々の生活で予防を心がけること，早期に発見し治療を開始することが重要です。

## セルフチェック

　リンパ浮腫の早期発見のためには，日々の観察が大切です。むくみは，乳がんでリンパ節切除を行った場合は手術側の脇の下から腕に，子宮がん，卵巣がん，前立腺がんでリンパ節切除を行った場合は切除した側(ときには両側)の足・腹部・陰部に，放射線治療では照射部位の近

くに生じやすくなります。

　以下のポイントを参考に，入浴や着替えの際に目で見たり触ったりして確認しましょう。

・皮膚が硬くなっていないか，つまみにくくないか

・指で押したときに跡が残らないか

・靴下や下着のゴムの跡が残りやすくなった，もしくは跡が深くなった

・腕や足が太くなっていないか

　毎日同じ時間，同じ場所をメジャーで測定することでむくみの有無がわかりやすくなります。手足の太さが新たに2cm以上太くなり，手足にむくみが生じた場合は速やかにかかりつけ医に相談しましょう。

予防方法 ─────────────────────────────

　手術後にリンパ浮腫を発症させないためには，日常生活で以下の点に注意しながら生活することが大切です。

## リンパ液の流れを妨げない

　リンパ浮腫が生じる可能性のある部位を高くして休む（例：就寝時に腕や足をクッションなどに乗せて高く保つ）とリンパ液が溜まるのを予防することができます。日々の生活では，締め付けの少ない衣類を選び，腕時計やアクセサリーは緩めに付けましょう。血圧測定や注射も手術や治療を行った側の腕で行うことは避けましょう。また深呼吸（腹式呼吸）やラジオ体操のような軽い運動はリンパ液の流れを促すことができます。

## 肥満を防ぐ

　肥満によって脂肪がリンパ管を圧迫することでリンパ液の流れが悪くなります。標準体重を維持するように，食生活に注意して運動習慣を身につけましょう。

## 体に負担をかけない

　家事や仕事は休憩を入れて無理をしすぎないようにし，手術側の手にバックをかけたり重いものを持つのを避けるなど負担をかけないようにしましょう。入浴では，血流が増えリンパ液の流れが多くなり，浮腫が悪化する可能性があります。長時間，熱めの湯に浸かることは避けましょう。

**感染を予防する**

皮膚を清潔にして保湿を心がけましょう。普段の生活では，虫刺されや火傷，切り傷に注意しましょう。畑仕事の際は手袋をする，靴や靴下で皮膚を覆うなどの配慮をしましょう。また皮膚がひび割れたりしないようスキンケアも心がけましょう。

**もしリンパ浮腫を発見したら**

リンパ浮腫は早期発見，早期治療が非常に大切です。症状が現れた際は，速やかにかかりつけ医に相談をしましょう。

【橋爪美春】

## 9-8　排尿障害

### 身近で切実な悩みの尿トラブル

高齢者にとって尿のトラブルは身近なものです。加齢や病気，外傷をきっかけに骨盤底筋が弱くなり，くしゃみや咳で尿がもれたり，脚の筋力やバランス能力の低下によってトイレまで歩いていくことが難しくなることがあります。実際，高齢患者からは「歩くことが難しいためポータブルトイレを使っている」，「トイレにいくまでに尿がもれるので，やむをえずおむつや尿取りパッドを使っている」，「夜間にトイレへいく際にふらついて転びそうになる」といった声が聞かれます。その一方で，ほとんどの方が排泄については何とか自分で行いたい，という切実な思いをもっています。

### 尿やトイレの悩みに対する対処法

一般的な治療として薬物療法，行動療法（運動療法，食事・飲水指導など）があります。身近な対処法としては，主に足腰や下半身を使う運動や活動をすることがあげられます。たとえば，歩く練習やバランス能力を鍛えてトイレまで転ばずに歩ける体力をつける，脚の筋力を鍛えてベッドや便器からの立ち座り動作を安全に円滑にできるようにする，尿もれに対して効果的な骨盤底や股関節の筋肉を鍛える，などです。

尿やトイレに関する悩みを解決することは，人としての豊かな生活を守ることにもつながります。尿やトイレの悩みがある場合には，まずかかりつけ医に相談してください。それと同時に取り組みやすい運動から始めましょう。

【大藪実和】

## 9-9　難聴

### 加齢性難聴

　難聴は高齢者によくみられる障害の一つです。高齢者に多い加齢性難聴は，ただ音が聞き取りにくいだけでなく，「言葉の聴き取り」が悪くなるという特徴があります。テレビを見るときに家族と同じ音量ではよく聴こえない，体温計の測定終了を知らせる音が聴こえない，音は聴こえても何を言っているのかわからない，このような症状があれば加齢性難聴の可能性があります。

　難聴を放置すると認知症やうつ病，転倒などのリスクが高まることが報告されています。少しでも聴こえに不安が出てきたら耳鼻咽喉科を受診しましょう。

### 補聴器

　補聴器は音の不足を補います。音を聴くのは耳ですが，言葉を理解するのは脳です。補聴器を着け始めたばかりだと，いままで聞いていなかった音が急に耳に入ってくるのでうるさく感じます。それは，音を聴いてその音が必要な音かそうではないかを判断する脳がまだ慣れていないからです。音のあふれる環境に脳が慣れると，音の仕分けが可能になり，必要な音を聞き取ることができるようになります。

　まずは補聴器により脳まで音を届けることが大切です。最初はうるさくても，補聴器はできるだけ毎日，できるだけ長時間装用するようにしましょう。そうすることで耳と脳が補聴器に早く慣れ，うるさく感じることが少なくなっていきます。補聴器は，認定補聴器技能者のいる補聴器販売店で購入することができます。

【浅井恵里奈】

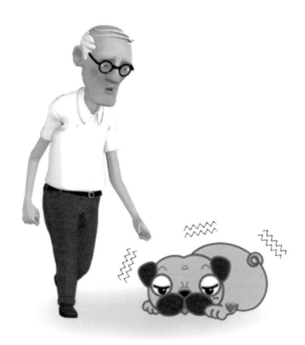

## 9-10　白内障と緑内障

　白内障と緑内障は，いずれも目の疾患で，ひどくなると目が見えなくなる（失明）原因になります。

### 視力低下が起こる原因と発症メカニズム（図9-5）

#### ・白内障

　人間の目のレンズは水晶体と呼ばれています。水晶体が年齢とともに濁ってくるのが白内障で，はっきりと見えていた目が徐々にかすんで見えにくくなるのが特徴です。詳しい検査を行うと40歳台でも白内障が見つかる人がいますが，そのほとんどが加齢によって起こる老人性白内障で，年齢とともに患者数は増えていき，80歳台ではほぼ100%の人が白内障になります。水晶体が濁りはじめるごく初期では水晶体で光が散乱するため，視界が霞む，物が二重に見える，まぶしく見えるなどの症状があります。

#### ・緑内障

　緑内障は目の中の圧力（眼圧）が高くなることで視神経が圧迫されて，視力が低下したり，見えない部分ができて視野が狭くなる疾患です。緑内障を発症しても徐々に視野が狭くなるため，初期の段階ではほとんど自覚症状がありません。放置して進行すれば失明し，失明の原因の25%近くを緑内障が占めます。

**図9-5　白内障と緑内障の発症メカニズム**

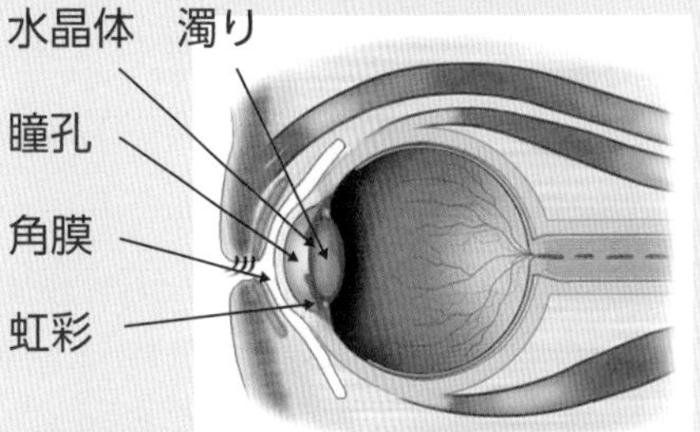

水晶体　濁り
瞳孔
角膜
虹彩

A. 白内障
水晶体（目のレンズ）が何らかの原因で濁ってしまう

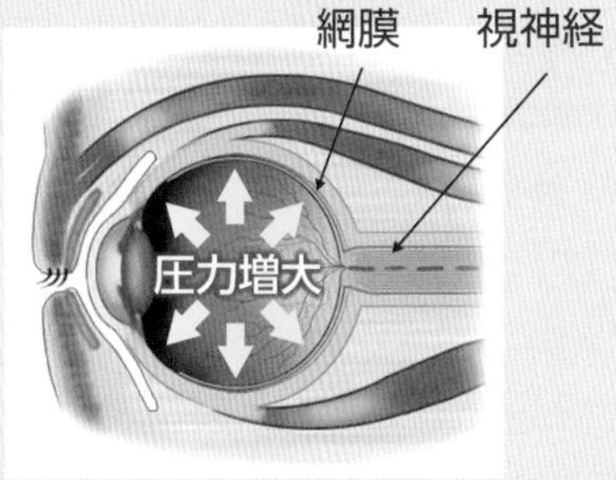

網膜　視神経
圧力増大

B. 緑内障
目の中の圧力が高くなって，視神経を圧迫する

### 治療法

　白内障の場合，濁ってしまった水晶体を手術以外で透明にする治療方法はなく，実生活に不自由さを感じるようになったら手術が必要です。症状の進行を遅らせるために，点眼薬を使いながら経過観察を行う場合もあります。

　緑内障でも圧迫された視神経が死んでしまうと再生できないため，視野が狭くなったままになります。視神経への圧迫を緩和するために眼圧を下げることで進行を防ぎますが，点眼薬を使ったり，レーザー療法，手術療法などのさまざまな方法があります。

　目が不自由になると活動範囲が狭くなり，身体活動量にも影響を及ぼします。目の異常を感じたら，早めに眼科を受診して適切な治療を受けるようにしてください。普段から早めの受診とかかりつけ眼科医に定期的な経過観察を受けることを心がけてください。

【近藤和泉】

## 9-11　視覚障害の人への運動療法の注意点

　視覚障害者は，日常生活においても運動や行動が制限されるため，基礎運動量の低下や筋力低下をきたしやすい状態です。特に，高齢視覚障害者ではフレイル予防の運動が重要ですが，安全面を十分に配慮したプログラムを行い，適切に介助を行うことが大切です。

　運動やリハの計画では，視覚障害の程度や期間などを把握しておくことが重要です（図9-6）。視覚障害は視力障害と視野障害に大別されます。視力が良好でも中心視野が欠損している場合や，求心性の視野障害により周辺視野が欠損している場合もあるため，緑内障，網膜色素変性症，加齢性黄斑変性症，脳梗塞などの既往がないかの確認が必要です。また視野の下方が欠損していると足元が見えにくく，視機能障害が片目であっても両眼視機能が損なわれると立体視や遠近を捉えることが困難で，転倒のリスクが高まります。糖尿病性網膜症では下肢の感覚障害を伴うことも多いので，歩行訓練の際には十分に注意しましょう。

　転倒リスクの高い下肢の筋力やバランス訓練は，足元に危険のない一定の場所で行ったり，手すりや安定した台を持って行いましょう。上肢や体幹運動に関しては標準的なリハの実施は十分に可能ですが，適宜声かけを行い，恐怖感を和らげながら行うとよいでしょう。日常活動が少ない視覚障害者に対する運動療法は体力の向上などが期待できますが，長く継続するためには，訓練中の転倒や周囲との接触事故などに十分に配慮しながら行うことが大切です。

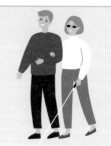

図9-6　視覚障害者の運動機能リハビリテーション

1. 視覚障害程度
   - 両眼矯正視力
   - 片眼矯正視力
   - 両眼視機能評価
   - 視野異常
2. 運動機能評価
3. 感覚器機能評価
   - 平衡感覚
   - 聴力
4. 総合的理解力
   - 認知機能
   - モチベーション

リハビリテーション計画
- 安全性確保
- 効果的運動の選択
- 過剰負荷の回避
- 継続性への考慮

安全なサポート
在宅療法の立案
機能改善の評価と見直し
精神的サポート

【稲冨勉】

## 9-12　ポリファーマシー・薬の飲み方の工夫

### ポリファーマシーとは

　ポリファーマシーは高齢者医療にとって重要な課題です。ポリファーマシーは，多くの薬を示す造語ですが，症状や病態，生活環境などによって適正な処方も変化するため，何種類の薬を服用するとポリファーマシーに該当するのかという厳密な定義はありません。そのため，単に服用する薬が多いことを示す言葉ではなく，必要以上に多くの薬を服用しているために，

副作用を起こしたり，正しく薬が飲めなくなっている状態など，薬のあらゆる不適切な問題を指します。厚生労働省の調査では，5種類以上の薬を服用している人の割合は，65歳以上で約30％，75歳以上で約40％と報告されています（**図9-7**）[7]。

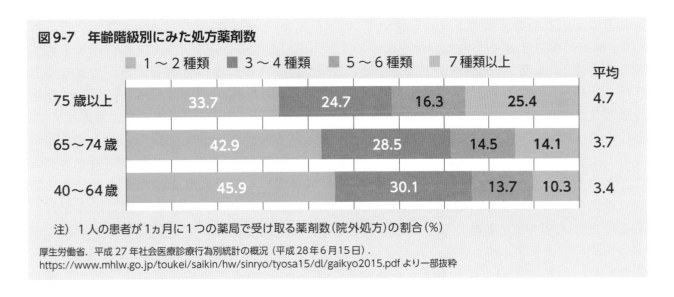

図9-7　年齢階級別にみた処方薬剤数

| | 1〜2種類 | 3〜4種類 | 5〜6種類 | 7種類以上 | 平均 |
|---|---|---|---|---|---|
| 75歳以上 | 33.7 | 24.7 | 16.3 | 25.4 | 4.7 |
| 65〜74歳 | 42.9 | 28.5 | 14.5 | 14.1 | 3.7 |
| 40〜64歳 | 45.9 | 30.1 | 13.7 | 10.3 | 3.4 |

注）1人の患者が1ヵ月に1つの薬局で受け取る薬剤数（院外処方）の割合（％）

厚生労働省．平成27年社会医療診療行為別統計の概況（平成28年6月15日）．
https://www.mhlw.go.jp/toukei/saikin/hw/sinryo/tyosa15/dl/gaikyo2015.pdf より一部抜粋

## ポリファーマシーの問題点

ポリファーマシーでは薬剤費の増大も問題ですが，薬による副作用が大きな問題です。高齢者では，服用している薬が多いほど副作用を起こす割合が高くなることがわかっています[8]。薬の数が増える背景として，高齢化に伴い複数の疾患を抱え，さまざまな医療機関・診療科を同時に受診することが影響しています。一つの医療機関で処方されている薬は2〜3種類であっても，受診先が増えるごとに薬も追加されていくとポリファーマシーに陥りやすくなります。また，高齢になると，肝臓や腎臓の機能が低下して，薬を代謝（分解）する機能が低下するため体外への排泄に時間がかかるようになります。さらに，薬の数が増えると，薬同士や薬と疾患，薬とサプリメントなどが相互に影響しあうこともあります。そのため，薬の効果が強くなる，あるいは弱くなることで副作用が現れやすくなります。

高齢者に起こりやすい副作用は，ふらつき，転倒，もの忘れなどです。特に，5種類以上の薬を服用している高齢者のうち，4割以上でふらつき・転倒が起こっているという報告もあります[9]。転倒による骨折をきっかけに寝たきりになったり，寝たきりが認知症を発症する原因となる可能性もあります。

多くなりすぎた薬を調整することは重要ですが，「薬を使わなくてよい」ということではありません。薬と上手につきあうために，処方された薬を自己中断しないこと，複数の医療機関を受診している場合はお薬手帳を活用してかかりつけ医や薬剤師に正確に内服状況を伝えること，むやみに薬を欲しがらないようにすることが大切です。

## 薬の飲み方の工夫

薬を正しく服用していないと，服用することで期待される薬の効果を十分に発揮できないうえに，その薬剤の効果が不十分として増量，あるいは別の薬剤を加えるといったポリファーマシーにもつながります。病気の種類や進行度（程度）に応じて，さまざまな薬が用いられますが，

薬の効果と副作用を知り，薬を正しく服用することが大切です。特に，薬を管理する能力は認知機能と相関があり，生活に支障がなくとも薬を管理する能力は早期に低下することが知られています[10]。「飲めない」のか，「飲まない」のかによって理由が異なるため，身体機能や生活背景を含めて十分に検討することが重要です。

　処方の工夫と服薬支援の主な例を**表9-3**[11]に示します。一般的に錠剤は大きすぎると飲みにくく，反対に小さすぎると指でつかみにくいため，高齢者に適したサイズは7〜8mmとの報告があります[12]。また，口腔機能が低下すると，粉薬が口腔内にはりつき飲み込みができなくなるなど服用しづらさを訴える場合もあります。さらに，握力低下，手指の運動機能低下，疾患の影響により薬剤をつかめない，錠剤を取り出せない，一包化の袋が破れないことがあります。そのため，剤形の選択や一包化の袋に切り込みを入れるなど継続的な支援が必要となる場合もあります。ただし，一包化調剤も万能ではなく，一包化をしても約4割が薬の服用を忘れたことがあるとの報告もあり[13]，一包化を行うことが必ずしも確実に薬を飲めるようになる方法ではありません。そのため，服薬セットケースや服薬カレンダーなどを使用し飲み忘れを防ぐことも大切です。どうしても本人の管理が難しい場合は，家族や介護者などが管理しやすい時間に服薬をあわせ，管理の工夫を行うこともあります。こうした方法は，処方や調剤する薬局を一つにまとめることで工夫がしやすくなるため，受診する際にはお薬手帳を持参したり，かかりつけ薬局・薬剤師を利用したりするなどして，服用している薬について積極的な情報共有を行うことが大切です。

### 表9-3　処方の工夫と服薬支援の主な例

| | |
|---|---|
| 服用薬剤数を減らす | ・力価の弱い薬剤を複数使用している場合は，力価の強い薬剤にまとめる<br>・配合剤の使用<br>・対症療法的に使用する薬剤は極力頓用で使用する<br>・特に慎重な投与を要する薬物のリストの活用 |
| 剤形の選択 | ・患者の日常生活活動（ADL）の低下に適した剤形を選択する |
| 用法の単純化 | ・作用時間の短い薬剤よりも長時間作用型の薬剤で服用回数を減らす<br>・不均等投与を極力避ける<br>・食前・食後・食間などの服用方法をできるだけまとめる |
| 調剤の工夫 | ・一包化<br>・服薬セットケースや服薬カレンダーなどの使用<br>・剤形選択の活用（貼付剤など）<br>・患者に適した調剤方法（分包紙にマークをつける，日付をつけるなど）<br>・嚥下障害患者に対する剤形変更や服用方法（簡易懸濁法，服薬補助ゼリー等）の提案 |
| 管理方法の工夫 | ・本人管理が難しい場合は家族などの管理しやすい時間に服薬をあわせる |
| 処方・調剤の一元管理 | ・処方・調剤の一元管理を目指す（お薬手帳等の活用を含む） |

厚生労働省．高齢者の医薬品適正使用の指針（総論編）．2018年5月．
https://www.mhlw.go.jp/content/11121000/kourei-tekisei_web.pdf より引用

【溝神文博】

# 巻末資料
## 患者・家族向け付録

　運動や活動を続けるための工夫として，目標達成表や運動記録用紙をまとめました。目標を明確にし，運動回数を記録することで，運動意欲が向上し，継続のきっかけになります。

　適宜，気に入った用紙を選んでコピーして使ってください。また，ここで紹介した用紙をアレンジして，自分だけの運動記録用紙を作成してみることもお勧めです。可能であれば，いつも目に見えるところに置いておくと，運動への意識がより高まります。少しずつでも，毎日，運動を継続できるよう挑戦してください。

## 運動目標のための達成表・運動日誌

・高すぎる目標や漠然とした目標より，今よりも少しだけ頑張れば達成できそうな目標や，具体的な数字を出した目標を決めましょう。

　たとえば，体力をつけたい場合の具体的な目標として

　週に2回以上，30分以上歩く/1日の歩数を今までよりも1,000歩増やす，など

・目標を立てたら用紙に記録し，できるだけ普段見ることの多い場所に貼ったり，家族や友人に伝えてみましょう。日々意識しやすくなり，目標に向かいやすくなります。

・運動目標達成表と運動日誌をp. 209〜213に紹介します。自分の生活スタイルにあった好きな用紙を選んでコピーして使ってください。

【伊藤直樹・川村皓生】

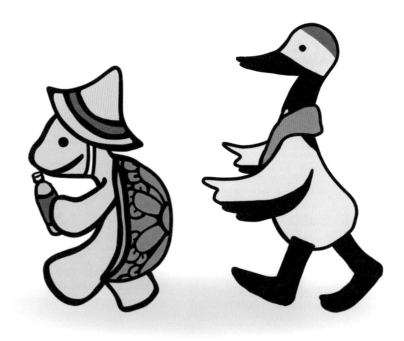

## 今年の目標

## 今年の振り返り

達成度　　　％

## 家族からのメッセージ

## 今月（　　　月）の目標

## 今月の振り返り

達成度　　　％

## 家族からのメッセージ

## 年　　　　月　運動チェック表　　運動日誌（月間）

運動がしっかりできれば「◎」, 適度にできれば「○」, あまりできなければ「△」を, 運動を行った日付けの枠内におのおの記録してください。万歩計などで1日の歩数がわかる場合は, 歩数も記録すると運動量が把握しやすくなります。行った運動メニューの数を「正」の字にして記録したり, 自分にあった方法で記録してください。

| 1 | 2 | 3 | 4 | 5 | 6 | 7 |
|---|---|---|---|---|---|---|
| 8 | 9 | 10 | 11 | 12 | 13 | 14 |
| 15 | 16 | 17 | 18 | 19 | 20 | 21 |
| 22 | 23 | 24 | 25 | 26 | 27 | 28 |
| 29 | 30 | 31 | | | | |

今月の目標

# 運動日誌 (週間)

| | | | 月 | 火 | 水 | 木 | 金 | 土 | 日 |
|---|---|---|---|---|---|---|---|---|---|
| 日付 ( 月 / 日 ) | | | / | / | / | / | / | / | / |
| (運動メニュー) | 朝 | 回数 | | | | | | | |
| | | 疲れの程度 | | | | | | | |
| | 夕 | 回数 | | | | | | | |
| | | 疲れの程度 | | | | | | | |
| (運動メニュー) | 朝 | 回数 | | | | | | | |
| | | 疲れの程度 | | | | | | | |
| | 夕 | 回数 | | | | | | | |
| | | 疲れの程度 | | | | | | | |
| (運動メニュー) | 朝 | 回数 | | | | | | | |
| | | 疲れの程度 | | | | | | | |
| | 夕 | 回数 | | | | | | | |
| | | 疲れの程度 | | | | | | | |
| (運動メニュー) | 朝 | 回数 | | | | | | | |
| | | 疲れの程度 | | | | | | | |
| | 夕 | 回数 | | | | | | | |
| | | 疲れの程度 | | | | | | | |

# 運動日誌（週間-2）

| | 日（　月　日） | 月（　月　日） | 火（　月　日） |
|---|---|---|---|
| a. 体温（℃） | | | |
| b. 血圧（　/　） | | | |
| c. 脈拍 | | | |
| d. 体重（kg） | | | |
| 食事の内容（おかず） | | | |
| 実施したこと・会った人 | | | |
| | | | |
| 行った運動 | | | |
| 例）胸と背中を伸ばす | ○ | △ | ○ |
| | | | |
| | | | |
| | | | |
| | | | |
| | | | |
| | | | |
| | | | |
| | | | |
| | | | |
| | | | |
| | | | |
| 備考 | | | |

| 水 ( 月 日) | 木 ( 月 日) | 金 ( 月 日) | 土 ( 月 日) |
|---|---|---|---|
|  |  |  |  |
|  |  |  |  |
|  |  |  |  |
|  |  |  |  |
|  |  |  |  |
|  |  |  |  |
|  |  |  |  |
|  |  |  |  |
| × | ○ | ○ | △ |
|  |  |  |  |
|  |  |  |  |
|  |  |  |  |
|  |  |  |  |
|  |  |  |  |
|  |  |  |  |
|  |  |  |  |
|  |  |  |  |
|  |  |  |  |
|  |  |  |  |
|  |  |  |  |

# キャラクター紹介

### ひでじぃ

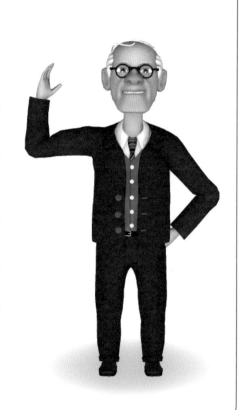

日本海の荒波で育った気骨のある日本男児, 通称ひでじぃ。

年齢は不詳 (推定100歳だが, 骨年齢は40歳代, 肌年齢は30歳代, 脳年齢は20歳代)。健康には人一倍気を遣い, 毎日の運動を欠かさない。歩くペースが遅い愛犬の世話をするのを楽しみにしている。

こんにちは。ワシはマネッキーの苦手な運動を担当したんじゃ。マネッキーがポーズを作っている横で, まねして運動をしていたら, なんだか体がポカポカして, その上軽くなったような。身体を動かすって, とってもいいことなんだなと, 改めて実感。これからもますます元気で健康を維持したいと思っておるんじゃ。たくさんの人に体を動かす大切さを知ってもらうとともに, 自分でも無理をせず運動を続けていけるよう頑張ろうと思っておる。皆さんも, 是非ご一緒に運動しましょう。

### マネッキー

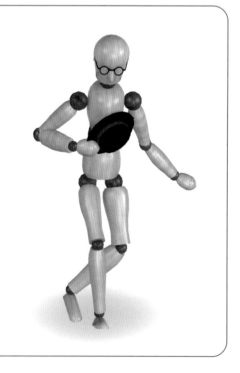

はじめまして。僕の名前は, マネッキーです。

健康を願う先生方の熱い思いに感銘を受け, やってきました。効果的な運動を, 正しく行ってもらえるように, 専門の先生方の指導のもとポーズ作りをがんばりました。運動メニューを試していただけましたでしょうか。皆さんが毎日の生活に運動を取り入れて, いつまでも元気で若々しく過ごされるよう, 陰ながら応援しています。

## チョウジさん

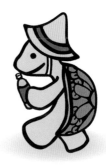

漢字名で「丁子さん」。音の由来は長寿研の「ちょうじ」より。
長寿医療研究センターのロゴマークの由来から亀をモチーフとしている。丁子は植物のクローブ(clove)であり, 正倉院にも納められているなど, 日本古来より薬・香料として用いられている。薬を意味する記号として, 家紋にも丁子紋が存在する(これにあやかって, 甲羅に六つ丁子紋を描いた)。長寿医療研究として創薬を目標としているところから, 薬を意味する丁子と名付けられた。

## ユウケンさん

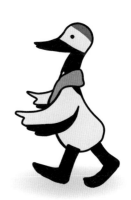

漢字名で「有健さん」。音の由来は長寿研の「ゅけん」より。
長寿医療研究センターのロゴマークの由来から鶴をモチーフとしている。能・狂言では, 楽しいことや喜びの感情表現を示す舞として扇を持ち, 手を広げるさまを「ユウケン」と呼ぶことから, 長寿医療研究として, 長寿健康への喜びを人々にもたらすことを目指すことも含めてユウケンと名付けられた。「健康に有効なことを考えて行う」ことをモットーとし, 喜んだときに手を広げる癖がある。

## Aiko

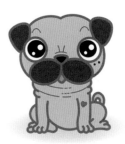

ひでじぃのペット。ヒトの気持ちがわかるパグ犬。自分のことをポメラニアンだと思っている。本当はおっとりした性格で, 散歩ものんびりが大好き。いつも昼寝をしていたいけれど, 仕事になるときわめて自分に厳しく頑張ってしまう。いつも笑顔でひでじぃを元気にし, 周りのすべての人に幸せになってもらいたいと願っている。

【和田真弓】

215

## 巻末付録

国立長寿医療研究センター

# 在宅活動ガイド 2020

HCGG Home Exercise Program for Older People
【NCGG-HEPOP 2020】

一般
高齢者編

## 一般高齢者向け基本運動・活動編

　新型コロナウイルス感染症やその他の事情による外出制限や活動自粛によって，生活が不活発になり，体や心の機能が低下することが心配されます。しかしどんな状況にあっても，高齢の方ができるだけ健康な生活を送っていただけるよう，2020年5月「在宅活動ガイド2020【Home Exercise Program for Older People: HEPOP（ヒーポップ）】一般高齢者向け基本運動・活動編（一般編）」を発刊しました。

　この「一般高齢者向け基本運動・活動編」は，疾患をお持ちの方の家族や，いまはまだ病気ではないけれど最近，体や頭の衰えが少し心配… という方に適した内容です。どなたでも無料で見ることができ，ダウンロードも可能です。こちらもどうぞご活用ください。

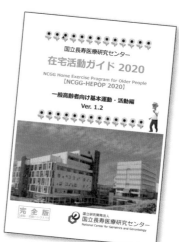

詳細な運動・活動メニューや運動の動画など，HEPOP（ヒーポップ）のすべてをご覧になりたい方は，国立長寿医療研究センターのホームページの「在宅活動ガイド2020」と「HEPOP フローチャートに進む」をご覧ください。
URL：https://www.ncgg.go.jp/hospital/guide/

こちらからもご覧いただけます

# 文 献

**第1章**

1) Biolo G, et al. Anabolic resistance assessed by oral stable isotope ingestion following bed rest in young and older adult volunteers: Relationships with changes in muscle mass. Clin Nutr 2017; 36: 1420-1426. PMID: 27742138
2) Xue QL, et al. Initial manifestations of frailty criteria and the development of frailty phenotype in the Women's Health and Aging Study II. J Gerontol A Biol Sci Med Sci 2008: 63; 984-990. PMID: 18840805
3) 葛谷雅文, 雨海照祥 (編). フレイル－超高齢社会における最重要課題と予防戦略. 医歯薬出版; 2014.
4) 国立長寿医療研究センター. 健康長寿教室テキスト第2版. https://www.ncgg.go.jp/ri/news/documents/chojutext_2020.pdf
5) 国立長寿医療研究センター. 高齢者のためのコロナウィルス対応の注意点. https://www.youtube.com/watch?v=F19n4qnEpNI
6) 内閣官房. 新型コロナウイルス (COVID19) 感染症対策. https://corona.go.jp/
7) 厚生労働省. 新型コロナウイルス感染症について. https://www.mhlw.go.jp/stf/seisakunitsuite/bunya/0000164708_00001.html
8) 厚生労働省. 認知症予防マニュアル. https://www.mhlw.go.jp/topics/2009/05/dl/tp0501-sankou7-1.pdf
9) Borg GA. Perceived exertion: a note on "history" and methods. Med Sci Sports 1973; 5: 90-93. PMID: 4721012

**第3章**

1) 国循脳卒中データバンク2021編集委員会. 脳卒中データバンク2021. 中山書店; 2021.
2) Perkovic V, et al. The burden of blood pressure-related disease: a neglected priority for global health. Hypertension 2007; 50: 991-997. PMID: 17954719
3) Sarwar N, et al. Diabetes mellitus, fasting blood glucose concentration, and risk of vascular disease: a collaborative meta-analysis of 102 prospective studies. Lancet 2010; 375: 2215-2222. PMID: 20609967
4) Tanizaki Y, et al. Incidence and risk factors for subtypes of cerebral infarction in a general population: the Hisayama study. Stroke 2000; 31: 2616-2622. PMID: 11062284
5) McDonnell MN, et al. Physical activity frequency and risk of incident stroke in a national US study of blacks and whites. Stroke 2013; 44: 2519-2524. PMID: 23868271
6) 厚生労働省. 健康づくりのための身体活動基準2013. https://www.mhlw.go.jp/stf/houdou/2r9852000002xple-att/2r9852000002xpqt.pdf
7) 松原勝美 (編). 移動補助具: 杖・松葉杖・歩行器・車椅子. 金原出版; 2000.
8) 橋元隆 (編). 日常生活活動 (ADL). 神陵文庫; 1999.
9) 吉尾雅春 (編). 標準理学療法学 運動療法. 医学書院; 2006.
10) フランスベッド. https://medical.francebed.co.jp
11) McKhann GM, et al. The diagnosis of dementia due to Alzheimer's disease: Recommendations from the National Institute on Aging-Alzheimer's Association workgroups on diagnostic guidelines for Alzheimer's disease. Alzheimer's Dement 2011; 7: 263-269. PMID: 21514250
12) Ströhle A, et al. Drug and exercise treatment of Alzheimer's disease and mild cognitive impairment: a systemic review and meta-analysis of effects on cognition in randomized controlled trials. Am J Geriatr Psychiatry 2015; 23: 1234-1249. PMID: 26601726
13) 日本リハビリテーション病院・施設協会 (編). 維持期リハビリテーション: 生活を支えるリハビリテーションの展開. 三輪書店; 2009.

**第4章**

1) 厚生労働省. 2019年 国民生活基礎調査の概況:介護の状況. https://www.mhlw.go.jp/toukei/saikin/hw/k-tyosa/k-tyosa19/dl/05.pdf
2) 中村耕三. ロコモティブシンドローム (運動器症候群). 日老医誌 2012; 49: 393-401.
3) 厚生労働省. 2019年 国民生活基礎調査の概況; 世帯数と世帯人員の状況. https://www.mhlw.go.jp/toukei/saikin/hw/k-tyosa/k-tyosa19/dl/02.pdf
4) Deyo RA, et al. What can the history and physical examination tell us about low back pain? JAMA 1992; 268: 760-765. PMID: 1386391
5) 日本整形外科学会 / 日本腰痛学会 (監修). 腰痛診療ガイドライン2019 改訂第2版. 南江堂; 2019.
6) 渡邉基起. 理学療法ハンドブック シリーズ7: 変形性膝関節症. 公益社団法人日本理学療法士協会; 2020.

7) 富士武史. 整形外科疾患の理学療法 改訂第2版. 金原出版; 2006.
8) 中村利孝. 標準整形外科学 第10版. 医学書院; 2008.
9) 川口浩. 変形性関節症治療の国内外のガイドライン. 日関病誌 2016; 35: 1-9.
10) 日本整形外科学会診療ガイドライン委員会/変形性股関節症診療ガイドライン策定委員会. 変形性股関節症診療ガイドライン2016 改定第2版. 南江堂; 2016.
11) 堀井基行, 久保俊一. 大腿骨近位部骨折の疫学. 京府医大誌 2015; 124: 1-12.
12) 細田多穂, 柳澤健 (編). 理学療法ハンドブック 改訂第4版 第3巻 疾患別・理学療法基本プログラム. 協同医書出版社; 2010.
13) 嶋田智明. 課題別・理学療法技術ガイド. 文光堂; 2008.
14) 中図健. 上肢運動器疾患の診かた・考え方: 関節機能解剖学的リハビリテーション・アプローチ. 医学書院; 2011.
15) 鈴川仁. Sports Physical Therapy Seminar Serise: 肩のリハビリテーションの科学的基礎. NAP Limited; 2009.
16) 松本正知. 骨折の機能解剖学的運動療法: その基礎から臨床まで総論・上肢. 中外医学社; 2015.
17) 林典雄ほか. 関節機能解剖学に基づく 整形外科運動療法ナビゲーション上肢・体幹: 改訂第2版. 整形外科リハビリテーション学会. メジカルビュー社; 2014.
18) 竹井仁. 不良姿勢を正しくする姿勢の教科書 上肢・下肢編. ナツメ社; 2018.
19) 日本整形外科学会診療ガイドライン委員会/日本整形外科学会橈骨遠位端診療ガイドライン策定委員会. 橈骨遠位端骨折診療ガイドライン 2017: 改訂第2版. 南江堂; 2017.
20) 中村利孝ほか. 標準整形外科学: 第11版. 医学書院; 2011.
21) 村上孝作. 関節リウマチの病態. Clin Calcium 2018; 28(5): 11-16.
22) 川人豊. リウマチ・膠原病-病態に基づいた治療戦略. カレントテラピー 2020; 38: 416-421.
23) Torii M, et al. Prevalence and factors associated with sarcopenia in patients with rheumatoid arthritis. Mod Rheumatol 2019; 29: 589-595. PMID: 30092163
24) 林正春. 装具やリハビリによるT2Tの支援. 臨床リウマチ 2020; 32: 61-67.
25) 高橋康博. 関節リウマチ運動療法のポイント. Clin Rheumatol 2011; 23: 222-227.
26) リウマチ情報センター. リウマチ体操. http://www.rheuma-net.or.jp/rheuma/taisou/taisou.html
27) 国分正一ほか. 標準整形外科学 第10版. 医学書院; 2008.
28) 石川斉ほか. 図解 作業療法技術ガイド 第2版. 文光堂; 2003.
29) 紺野槙一ほか. NHK きょうの健康: 関節・骨を守る295のQ&A辞典. 主婦と生活社; 2020.

## 第5章

1) 日本呼吸器学会 COPD (慢性閉塞性肺疾患) ガイドライン第5版作成委員会. COPD 診断と治療のためのガイドライン 2018(第5版). メジカルレビュー社; 2018.
2) 日本アレルギー学会 喘息ガイドライン専門部会. 喘息予防・管理ガイドライン2018. 協和企画; 2018.
3) 厚生労働省. 令和元年 (2019) 人口動態統計の概況. https://www.mhlw.go.jp/toukei/saikin/hw/jinkou/kakutei19/
4) 黒澤一ほか. 呼吸リハビリテーション. 学研; 2006.
5) 呼吸療法認定士認定委員会 (編). 3学会合同呼吸療法認定士認定講習会テキスト. 2019.
6) 独立行政法人環境再生保全機構. https://www.erca.go.jp/ (2020/5/29 閲覧)
7) 岩本えりかほか. 歩行時の吸気呼気比の調節が運動-呼吸同調に与える影響. 日生理人類会誌 2010; 15: 1-8.
8) 上月正博 (編). 内部障害のリハビリテーション. 医歯薬出版; 2009.
9) 大宅由加利. 慢性呼吸器疾患患者の入浴動作における疾患別傾向および動作と呼吸の観点からみた指導法の検討. 日呼管誌 1995; 5: 106-111.

## 第6章

1) 厚生労働省. 生活習慣病予防のための健康情報サイト. e-ヘルスネット. 山岸良匡. 生活習慣病とは. https://www.e-healthnet.mhlw.go.jp/information/metabolic/m-05-001.html
2) メタボリックシンドローム診断基準検討委員会. メタボリックシンドロームの定義と診断基準. 日内会誌 2005; 94: 794-809.
3) 日本糖尿病学会. 糖尿病の治療の手引き2020 (改訂第58版). 南江堂; 2020.
4) 日本糖尿病学会/日本老年医学会. 高齢者糖尿病治療ガイド2018. 文光堂; 2018.
5) 日本糖尿病学会. 糖尿病治療ガイド2020-2021. 文光堂; 2020.
6) 国立長寿医療研究センター. 糖尿病療養支援チーム. いきいき糖尿病手帳 2020.
7) 日本糖尿病学会編. 糖尿病診療ガイドライン2019. 南江堂; 2019.

8) 日本高血圧学会高血圧治療ガイドライン作成委員会. 高血圧治療ガイドライン2019（JSH2019）. ライフサイエンス出版; 2019.
9) 厚生労働省. 健康づくりのための身体活動基準2013（概要）. https://www.mhlw.go.jp/stf/houdou/2r9852000002xple-att/2r9852000002xppb.pdf
10) 日本循環器学会／日本心不全学会合同ガイドライン. 急性・慢性心不全診療ガイドライン（2017 年改訂版）. 2018. http://www.j-circ.or.jp/guideline/pdf/JCS2017_tsutsui_h.pdf [2020 年10 月閲覧]
11) 心不全の心臓リハビリテーション標準プログラム（2017 年版）日本心臓リハビリテーション学会. 心臓リハビリテーション標準プログラム策定部
12) 能勢博. メリハリをつけて歩くインターバル速歩–その方法と効果のエビデンス. J Jpn Soc Stomatognath Funct 2012; 19: 1-9.

## 第7章

1) 厚生労働省. 運動基準・指針の改定のための検討会資料. 内藤義彦. 疾病予防および健康に対する身体活動・運動の効用と実効性に影響する要因. https://www.mhlw.go.jp/stf/shingi/2r9852000002q9dz-att/2r9852000002q9k7.pdf

## 第8章

1) Verghese J, et al. Leisure activities and the risk of dementia in the elderly. N Engl J Med 2003; 348: 2508-2516. PMID: 12815136.
2) 経済産業省. ロボット介護機器開発・導入促進事業（開発補助事業）研究基本計画（平成29年10月） https://www.amed.go.jp/content/000021895.pdf

## 第9章

1) Kawabata T, et al. Incretin accelerates platelet-derived growth factor-BB-induced osteoblast migration via protein kinase A: the upregulation of p38 MAP kinase. Sci Rep 2020; 10: 2341.
2) 日本消化器病学会関連研究会慢性便秘の診断・治療研究会編. 慢性便秘症診療ガイドライン2017. 南江堂; 2017.
3) 日本老年医学会. 改訂版 健康長寿診療ハンドブック. メジカルビュー社; 2019.
4) Ishii S, et al. Apathy: a common psychiatric syndrome in the elderly. J Am Med Dir Assoc 2009;10: 381-393. PMID: 19560715
5) Kuring JK, et al. Prevalence of depression, anxiety and PTSD in people with dementia: a systematic review and meta-analysis. Neuropsychol Rev 2018; 28: 393-416. PMID: 30536144
6) 厚生労働省. 運動基準・指針の改定のための検討会資料. 内藤義彦. 疾病予防および健康に対する身体活動・運動の効用と実効性に影響する要因. https://www.mhlw.go.jp/stf/shingi/2r9852000002q9dz-att/2r9852000002q9k7.pdf
7) 厚生労働省. 平成27 年社会医療診療行為別統計の概況（平成28年6 月15 日）. https://www.mhlw.go.jp/toukei/saikin/hw/sinryo/tyosa15/dl/gaikyo2015.pdf
8) Kojima T, et al. High risk of adverse drug reactions in elderly patients taking six or more drugs: analysis of inpatient database. Geriatr Gerontol Int 2012; 12: 761-762. PMID: 22998384
9) Kojima T, et al. Polypharmacy as a risk for fall occurrence in geriatric outpatients. Geriatr Gerontol Int 2012; 12: 425-430. PMID: 22212467
10) Mizokami F, et al. Adherence to medication regimens is an effective indicator of cognitive dysfunction in elderly individuals. Am J Alzheimers Dis Other Demen 2016; 31: 132-136. PMID: 26282177
11) 厚生労働省. 高齢者の医薬品適正使用の指針（総論編）. 2018 年5 月. https://www.mhlw.go.jp/content/11121000/kourei-tekisei_web.pdf
12) 三浦宏子ほか. 錠剤の大きさが虚弱高齢者の服薬に与える影響: 服薬模擬調査による検討. 日老医誌 2007; 44: 627-633.
13) 長谷川浩平ほか. 服薬コンプライアンスのさらなる向上と薬剤管理指導業務: 患者の好む薬とは. 医療薬学 2008; 34: 800-804.

# 編集後記

　普段一緒に暮らしていない家族や友人と会って話したり，美味しいご飯を食べたりすること，旅行に出かけてのんびりすること，趣味の集いや体操教室に参加すること…。そんな当たり前のことが決して当たり前ではなく，健康で自由に活動できることがどんなに難しく大切なことだったかを，コロナ禍で私たちは再認識することになりました。

　新型コロナウイルス感染症（COVID-19）が急速に拡大した2020年以降，「健康」について意識しなかった人はおそらくいないでしょう。治療法が十分確立していない感染症が瞬く間に世界を席巻したことで，「健康でいること＝COVID-19にかからないこと」という考えが固定化され，多くの人が活動を自粛し，他人との接触を避けるために閉じこもりがちになりました。

　病気にかからないことは，健康を維持するためにはとても重要なことです。しかし，このような状況が長期化するにつれ，過剰な自粛や閉じこもりによって，もともと心身機能が脆弱な高齢者や慢性的な病気を持つ人の健康が，静かに，しかし確実に脅かされています。感染症などの新たな病気の発症だけではなく，不活発な生活によって栄養状態が悪化したり筋力が低下すること，物事への興味や意欲が失われ認知機能や精神機能が低下すること，慢性的な疾患が進行することなどもまた，大きな健康被害といえるでしょう。

　本書は，そのような慢性的な病気を持つ方やフレイルになりそうな方の健康を長期的に維持・向上するために作成されました。コロナ禍のように，何らかの社会的な事情で外出や屋外活動が困難なとき，あるいはご自身の体調などの理由により活発な活動が困難なときにも，自宅で安全に安心して実施できるさまざまな運動や活動を掲載しています。

　疾患についても，脳卒中，認知症，パーキンソン病などの脳疾患，変形性関節症，関節リウマチ，大腿骨近位部骨折などの運動器疾患，慢性閉塞性肺疾患，気管支喘息などの呼吸器疾患，高血圧，脂質異常症，糖尿病などの生活習慣病など，広く網羅しました。また高齢者に多い症状の解説や，新しいリハビリテーションについての動向，家族にむけた介助方法の工夫や支援など，慢性的な病気と長く上手に付き合っていくためのノウハウもたくさん詰まっています。在宅での活動だけではなく，感染予防に配慮した形でITなどを活用しながら，人とのコミュニケーションを取る活動が重要であることは，もちろんいうまでもありません。本書に記載されている自宅でできる運動などに加えて，可能な範囲で活動の拡大を目指していただければと思います。本書で紹介している運動や活動が自分に適しているかわからない時や心配な時はかかりつけの医師に相談し，無理をせず，自分にできるものからチャレンジしてみてください。

WHO憲章によると「健康とは，肉体的，精神的および社会的に完全に良好な状態であり，単に疾病または虚弱が存在しないことではない」と定義されています。また，「到達しうる最高基準の健康を享有することは，万人の有する基本的権利の一つである」とも書かれています。病気の有無にかかわらず，どんな人にも健康を求める気持ちに違いはありません。本書が，短期的に病気にかからないことだけではなく，慢性的な疾患があっても心身のより良い状態を目指し，長く健康でありたいと願う皆様のお役に立てれば幸いです。そして，世界中のすべての人が，人間らしく身体的にも精神的にも豊かな生活を送れる日が来ることを心から願っています。

2021年10月

国立長寿医療研究センター　大沢　愛子

金城大学　前島伸一郎

# 索 引

# 高齢者のための在宅活動ガイド
## HEPOP－疾患別　運動・活動のススメ

2021年11月15日　第1版第1刷発行

企画・編集　　国立長寿医療研究センター・在宅活動ガイド
　　　　　　　（NCGG-HEPOP）作成委員会

発　　　行　　国立研究開発法人 国立長寿医療研究センター
　　　　　　　〒474-8511 愛知県大府市森岡町7-430
　　　　　　　（代表）0562-46-2311

制作・販売　　ライフサイエンス出版株式会社
　　　　　　　〒105-0014　東京都港区芝 3-5-2
　　　　　　　電話 03-6275-1522　FAX 03-6275-1527
　　　　　　　URL：http://www.lifescience.co.jp

印刷・製本　　大村印刷株式会社

デ ザ イ ン　　株式会社東京アドメディカ　中村 美佳　高山 翔